肩こり・頭痛・腰痛の真犯人

新しい自分に出会うプロセスBOOK

シオノ指圧治療院院長
塩野泰利
SHIONO Yasutoshi

文芸社

もくじ

二　様々な症状への対応

はじめに

現在の日本人の中で、頭痛に悩んでいる方が三〇〇〇万人。腰痛に悩む方が二八〇〇万人。肩こりに於いては、全人口の七十五・六パーセントもの人々が悩まされているとのこと。

誰でも症状の改善を求め、西洋医学の医療機関や、東洋医学の治療所等へ行かれていることと思いますが、症状の改善に繋《つな》がっていないのが、数字に表れた事実だと思います。

これらの症状に対して着目して欲しいのが、『骨盤のバランス』なのです。骨盤の位置は、ほとんどの人が身体の中心から数ミリ左側にズレています。これこそが肩こり・頭痛・腰痛の、『真犯人』です。

その他、色々な身体の部位の痛みや痺《しび》れの状態にも同じことが云《い》えます。

また、自律神経の失調から起こる、各内臓器や各諸器官の不調な状態も同じ犯人です。

未だかつて人類は、骨盤のバランスを的確に整える技術を知らなかった故《ゆえ》に、病気ではないが、様々な身体の痛みや痺れなど、不良な体調に悩まされ続けてきたのです。

私が独自に習得した骨盤調整法にて、十五分ほどで骨盤を整えますと、全く何もしていない上半身の首から肩へ、背中の筋肉も緩んでしまいます。更に十五分ほど全身の骨格バランスを整えますと、身体は『激変』です。

この時、今までに全く知らなかった!? 新しい自分に出会う瞬間となります!!

○全身の圧迫感が消えています。

○目線の位置が高く、視力も良くなっている感じです。

初めて治療を受けた方々から、色々な喜びの声を頂きまして、これこそ治療師冥利に尽きる時です。

私が切望するのは、私の治療の理論と治療の技術を覚え、家族で、友達同士で、仲間で、大いに骨盤を整えて、元気な日本人を増やして欲しいことなのです。

私の治療院のホームページを是非ご覧下さい。既に基本の治療動画をアップしてあります。

治療動画の名称は『尻合い広場』です!!（アドレス　https://shiono.tokyo）

皆さんは、自分に治療ができる訳ないと思うかもしれませんが、まず、その気持ちを捨てて下さい。実際には、そんなに難しくありません。また、身体はそんなに軟弱ではないから恐がらずにやって下さい。

正直なことを云えば、最初から上手にできる訳がありませんが、「下手な鉄砲も……」の例えです。

練習を重ねて上達してきたら、知り合いの、近所の、親戚の、困っている方達を助けて下さい。喜ばれてとても感謝されますヨ!!

多くの日本人が元気になってくると、今までに飲んでいた薬が必要なくなり、日本国家の医療費の削減にも繋がると思います。

どうぞ皆さん、快適な身体を取り戻し、数回の、『新しい自分』に出会い、損をしない、明るく楽しく、『大胆！　素敵な!!』人生を送って下さることを、心からお祈りし、応援させて頂きます。

※残念なことですが、著しく骨格が変形されていますと、私でも元に戻すことは不可能です。

一　施術の前に

身体を治す力とは

患者さんと治療しながらお話ししていると、「先生に治して頂き有難うございます」なんて言われることがあるのですが、大変に光栄であり、嬉しいお言葉です。でも、残念ながら私には人を「治す」力はありません。患者さんの「治る」力を引き出すお手伝い役だけです。

身体を治す力とは、各自に備わっている「自然治癒力」なのです。それは、毛細血管が最大限に活性化することにより素晴らしい力を発揮します。

骨盤のバランスが悪い状態ですと、全身の筋肉に強張りが起こり、ミクロの世界の毛細血管は動きが鈍くなります。凄く損をしている身体の状態だと言えます。

私が思うに、治療を受けていない皆さんの自然治癒力は、マックスを十段階と仮定した時に、せいぜい六段目の上下を、行ったり来たりくらいかと思います。

初診で来られた患者さんに必ず聞くのは、日中の活動中に排泄する尿の色のことです。誰に聞いても必ず、「透き通っています」との答えが返ってきます。それは、毛細血管が活性化していないからです。

私の治療を数回ほど受けますと、尿の色に変化が起こります。日中の活動中に排泄する尿が、薄く黄色みを帯びてくるのです。

治療を受けて、柔軟な筋肉を取り戻したことにより、毛細血管が活性化した証拠です。

活性の上がった毛細血管は、ダメージを受けていた細胞達に、新鮮な血液を供給して、疲労物質の乳酸を回収してきます。

これこそが身体を治癒させる最前線です。そして、日中の活動中に疲れにくい元気な身体へと変身させてくれる活力源なのです。

◎もしも毛細血管が喋れたら⁉

「ご主人様、なんでもっと早くこの状態にしてくれへんかったの」とでも言うのでは？

タイムリーに骨盤を整えて、十段階の近くで人生を送るようにして下さい。

●骨盤・骨格の歪《ゆが》み方の特徴

まず、どうして骨盤が歪むのかについてお話しします。

それは、強い力が身体に加わった時です。『滑った・転んだ・ひねった・落ちた・ぶつかった・自暴で突っ込んだ』等、色々あります。

○長い時間、同じ姿勢で作業をしている。

○力仕事を続け、足腰に負担をかけている。

○地球の引力や重力に対抗して、身体を起こして使っている。

地球上で生きていると、骨盤の歪む要素が、どこにでも、幾らでもあるのです。

では、骨盤の歪み方ですが、中心に位置する「仙骨」が、骨盤を支持している靭帯《じんたい》ごと左側にヨジれます。そのために背骨が「逆S字状」に湾曲を作ります（この状態は、誰でも一緒です。逆になっている人はいません）。

両脚の長さに、どちらかが長い・短い、の長短ができます。

これが歪み方の特徴なのですが、不思議なことに、足の長さの長短が、右側が長い人であれ短い人であれ、仙骨は左側にズレます。左側の足の長短の場合でも一緒です。

簡単な話が、誰でも仙骨は左側にズレるのです。

何故《なぜ》なのかと私なりに考えた答えですが、もし仙骨が「右」にズレると、「S字湾曲」となり、腰椎《ようつい》が右側に傾いて肝臓を圧迫してしまいます。つまり、一大化学工場である肝臓に負担がかからないようにしてくれているのは、『神様の技』なのではないかと思っているのです（肝臓の仕事を工場プラントにたとえるとしたら、東京ドーム一個分の工場が必要となるそうです）。

もしも、内臓逆位で肝臓が左側に位置している方であれば、「S字湾曲」で仙骨は右側にズレるだろうと思います。是非ともお会いしてみたい!!

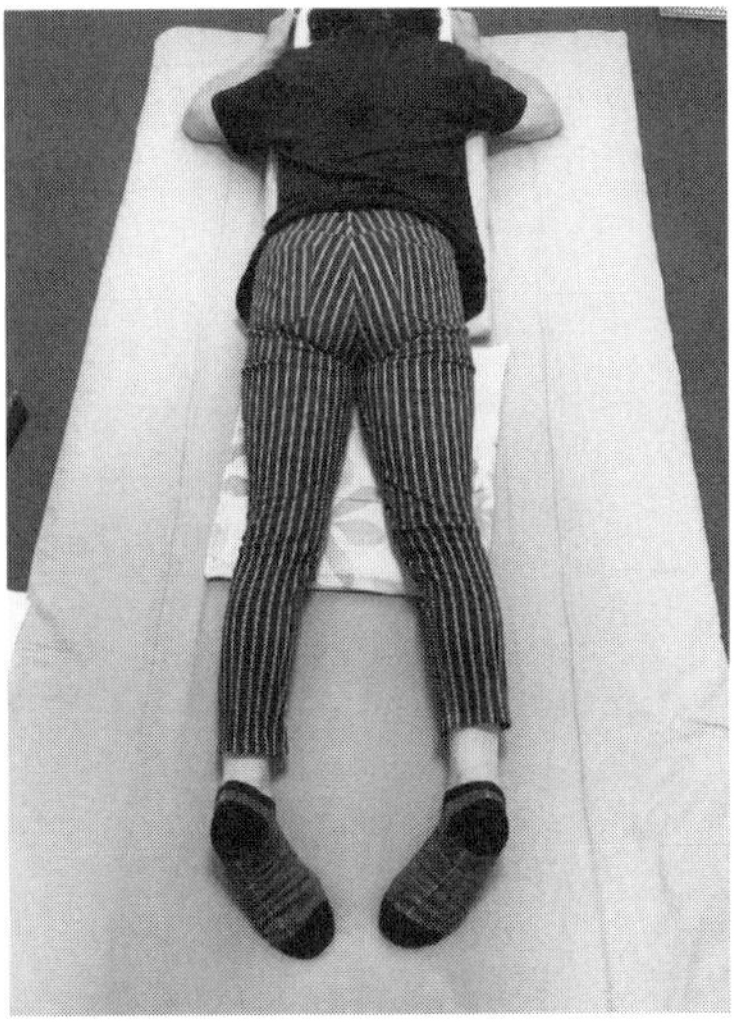

81歳女性

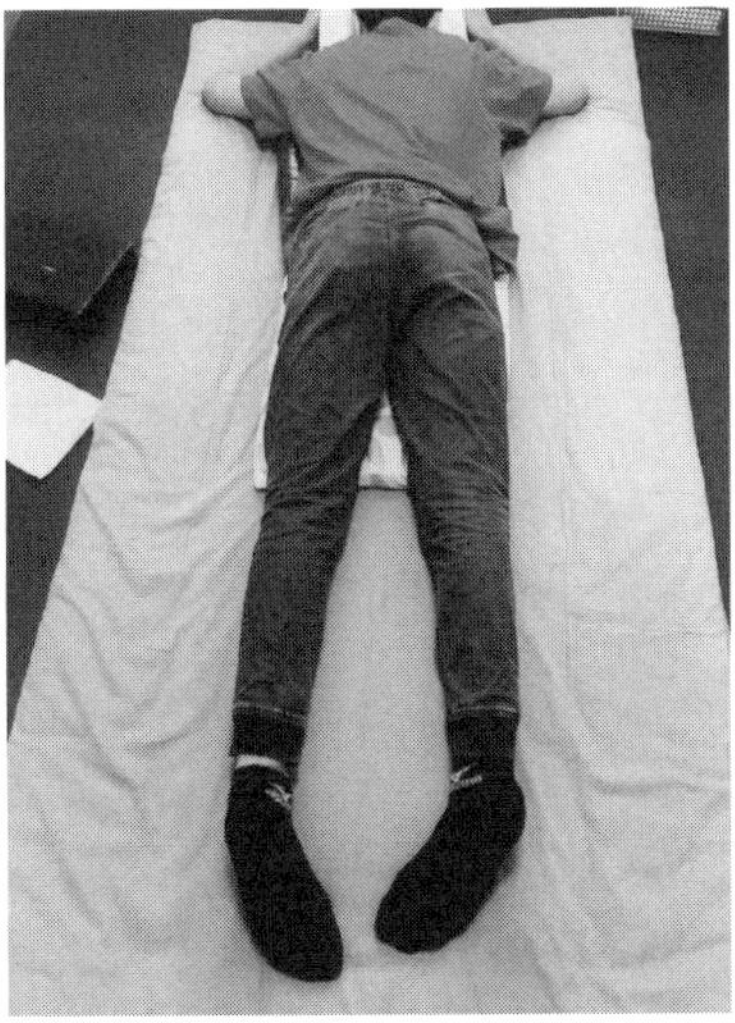

14歳男性

二人ともに右足が短い右上がり

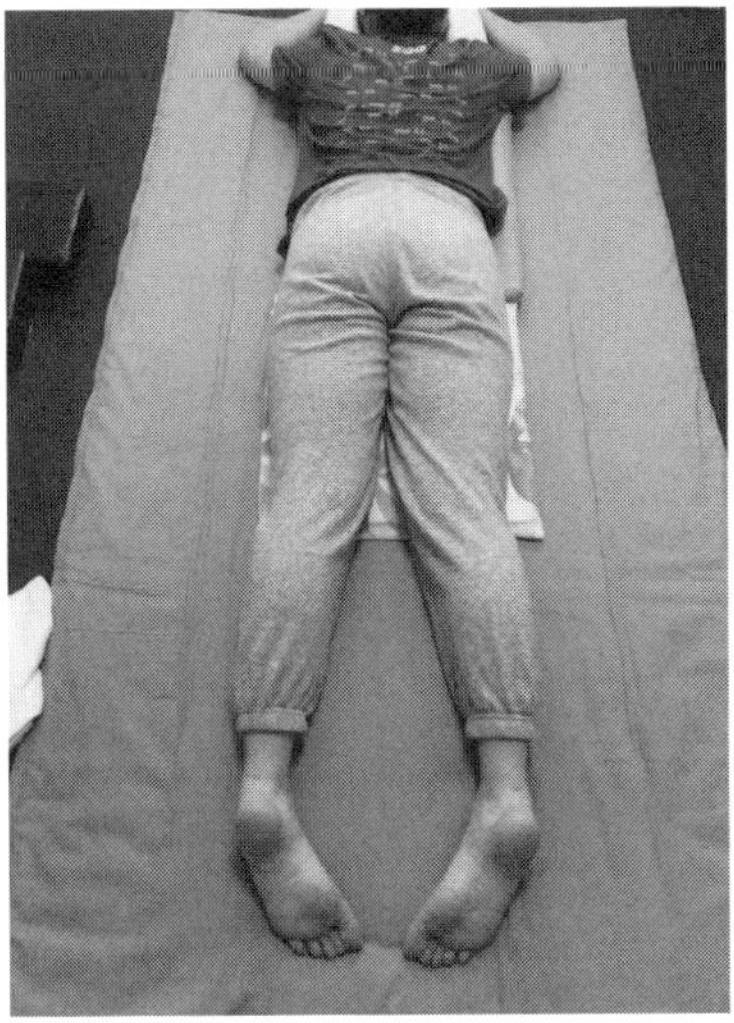

17歳女性

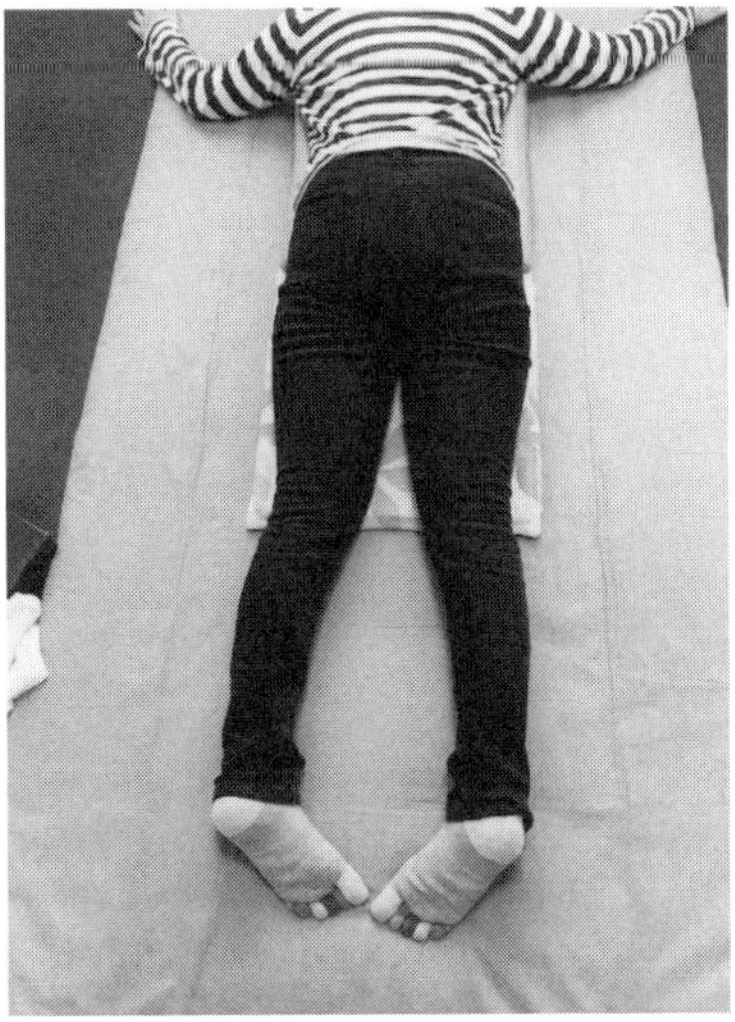

55歳女性

二人ともに左足が短い左上がり

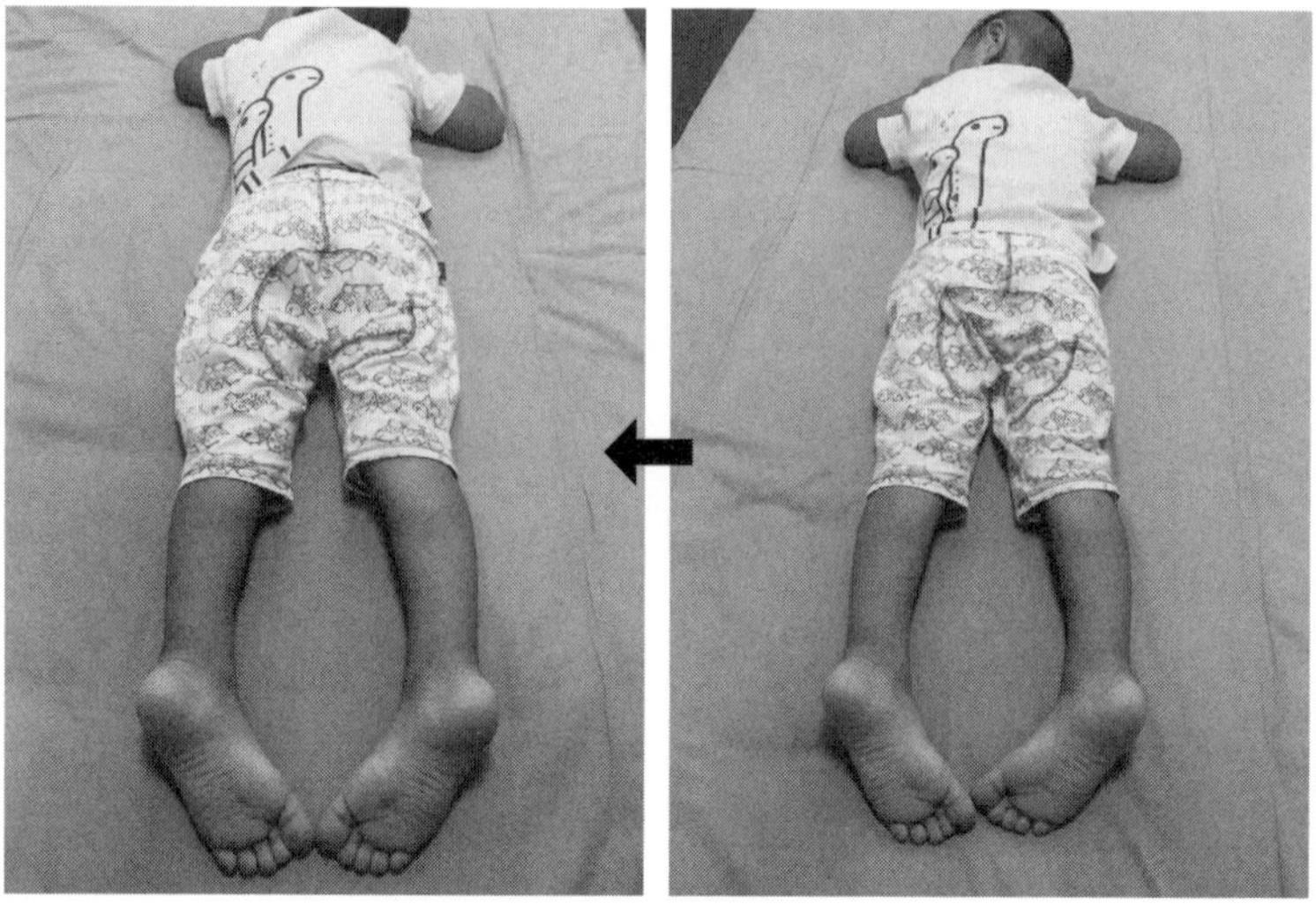

治療のビフォーアフター。４歳男の子

皆さんも骨盤を調整する時に、よく観察してみて下さい。

このことが頭に入っていると、治療の動画を見た時に、飲み込みが早いです。

●筋肉の観察（主要な部位）

骨盤の歪む方向が同じために、筋肉にも同一な強張《こわば》りの特徴が出ます。上部の方から解説していきます。

◎首の後ろ側

右側の首筋を、右手の親指で左右に動かして下さい。人差し指くらいの筋張ったゴリゴ

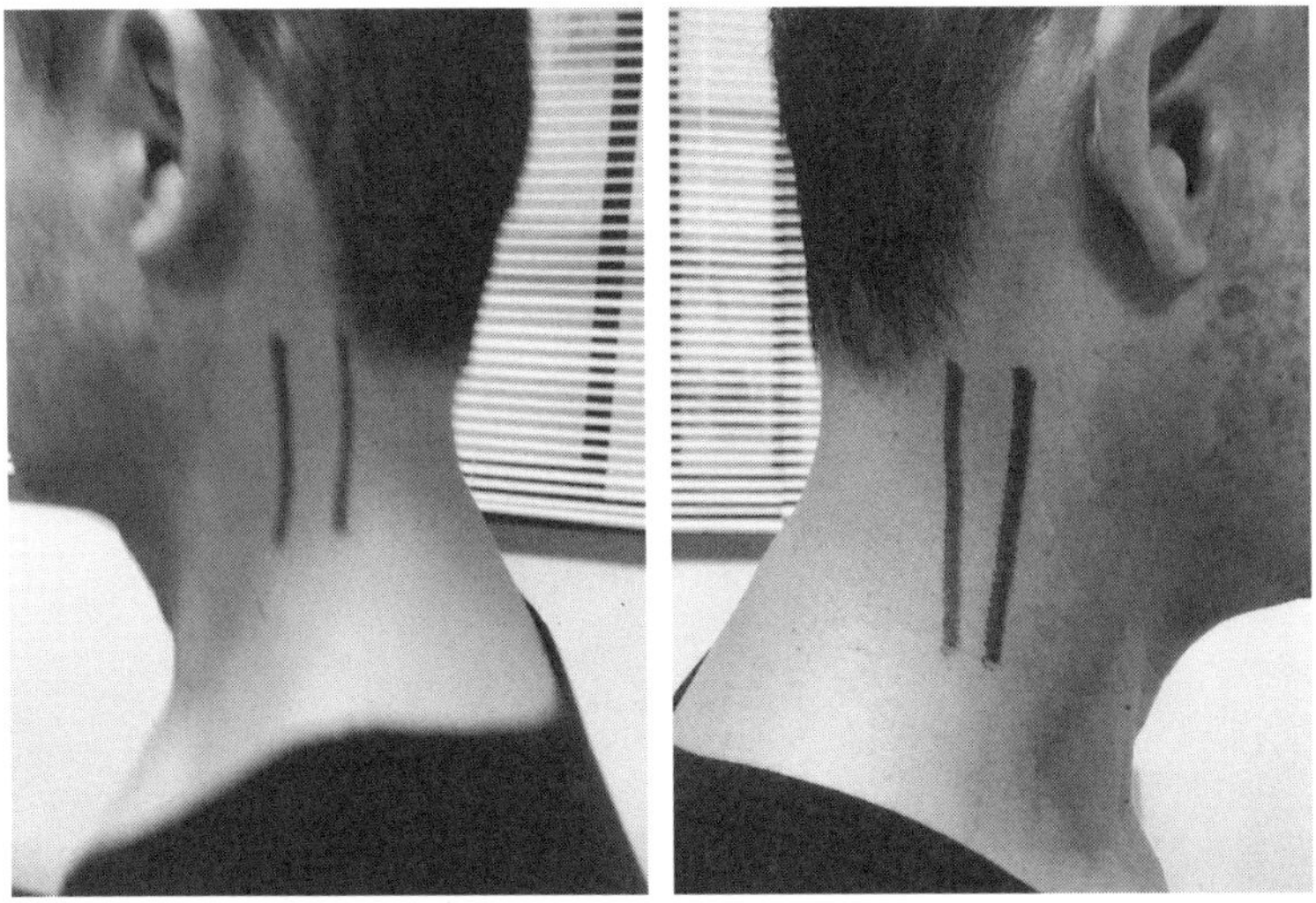

首の右側に人差し指、左側に親指くらいのグリグリがある

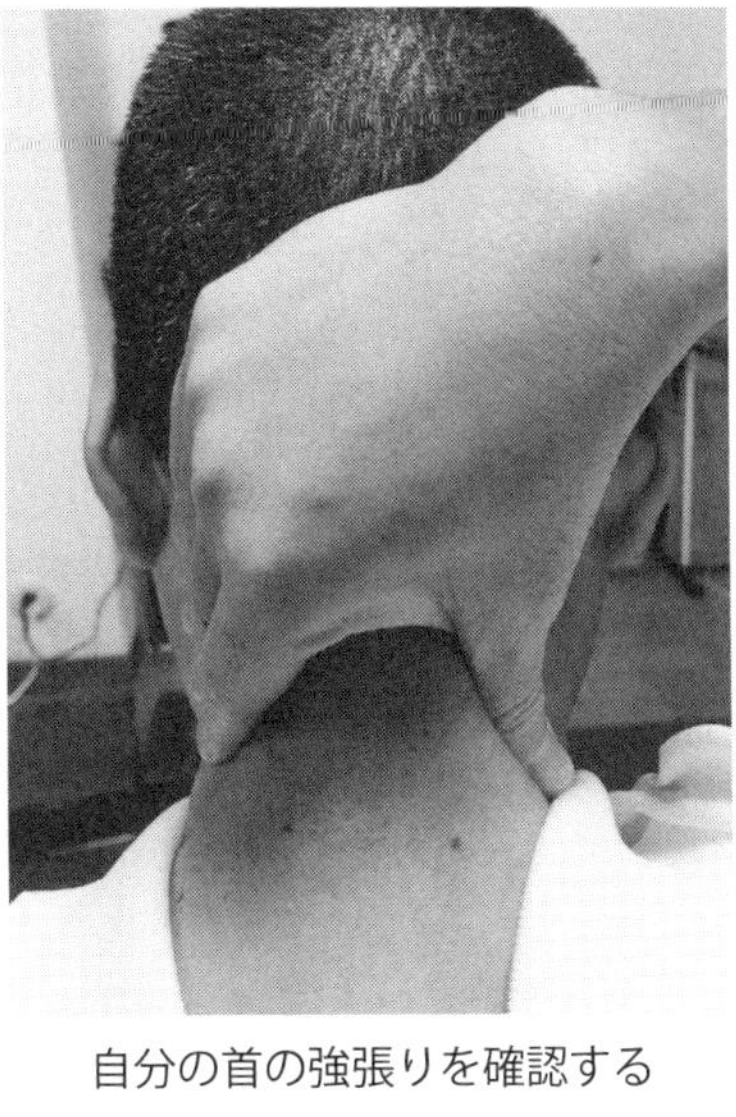

自分の首の強張りを確認する

リがある筈《はず》です。逆の左側も左の親指で同じように動かします。こちらには、親指くらいの太い筋張りがあります。誰でも右側より左側に強い筋張りが出現します。

　次に利き手を使い、親指と人差し指が下になるようにして、首の後ろ全体を摘《つま》んで

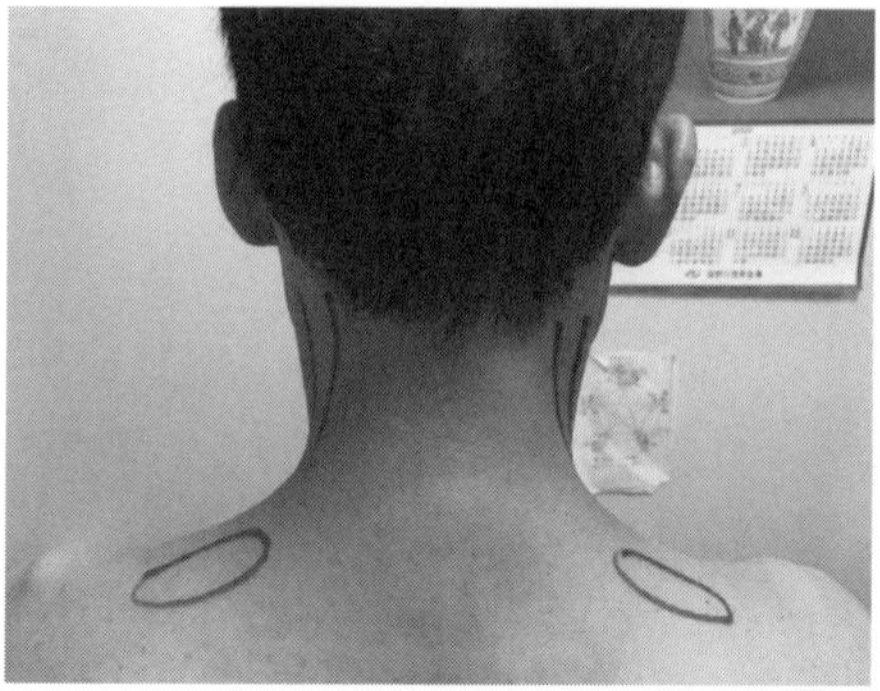

◯印が肩こりのピンポイントの位置

下さい。パンパンに張りつめている状態の筈です。酷《ひど》い方だと、丸太ん棒状のような方もいます。

◎肩の筋肉

肩こり（僧帽筋）の位置ですが、首と同じで、右側も凝るが、左側の方に強い凝りが出ます。

◎背中の筋肉

脊柱が逆S字状に湾曲するために、背中の上部では、左側よりも、右側に強い張りが出ます。背骨が右側にカーブするからです。

下部の腰の部分では、背骨が左側にカーブするので、左側に強い張りが出ます。これが腰痛の犯人とも言えます。

◎お尻と大腿（太もも）後ろ側の筋肉

どちらも張りつめて突っ張っていますが、足が短くなっている側の方が張りが強くなります。

●施術に必要な物を用意します

◎『杖』…柄が大きく太く、伸縮できるものが良好です（百円ショップにも有り）。
◎『台』…マンガ雑誌等の、背表紙が固い本を五冊用意します。あとは表紙と同じ大きさに切ったダンボール片を四枚。
二冊の背表紙を反対側に合わせ、表紙の上と下にダンボールを合わせて、布製のガムテープを巻いて固定します。これが低い台となります。

三冊は上と下の背表紙が同じ向きです。中央の本の背表紙が反対側になります。上と下にダンボールを合わせ、ガムテープで巻いて固定して、高い台の完成です。
◎四十センチ四方の座布団。低反発タイプのものが良好。無ければ少し厚めのものか、バスタオル等を合わせます。

治療技術の内容

私の治療は、患者さんを布団の上に俯《うつぶ》せに寝てもらい、足の、土踏まず・足刀（小指から踵《かかと》までの外辺）・踵を使って、骨盤のバランスを整えてから、続けてお尻と大腿（太もも）の筋肉を緩めます。

お尻や大腿の筋肉は、大きくて厚みがありますから、足のしっかりした形状が筋肉の厚みに負けず、筋肉の深い部分までを容易に緩めることができます（仮に、私が手技にて同じことをやった場合では、足の能力の三分の一にも至らないです）。

お尻と大腿の次に、そのままの姿勢で肩甲骨を手技にて緩めます。二の腕の後ろ側を足で緩めます。それは上腕三頭筋ですが、この緩みは、呼吸器系改善にとても有利となります。

俯せの状態はこれで終わりまして、仰向けになります。膝関節を整えて、股関節を伸展します。

上半身の胸鎖関節（肩こりに重要）と肘関節（酷く硬くなっている時には足を使う）の右と左を正しい関節位置に整えます。

この後に、お腹の指圧と腰の念転をして、坐位の姿勢になり、背骨の調整と頚椎《けいつい》の調整が終わって、全身の治療が終了します。

何度も書きますが、骨盤が正しい位置に戻ると、身体の良好なレベルが全く変わるのですよ。

二　様々な症状への対応

頭痛・眼の奥の痛み

頭痛の主原因は、骨盤の歪みであると既に書きましたが、ピンポイントで観察しますと『頭蓋骨と頚椎一番の接点』の部位で、著しく左右のズレを確認できます。素人の方だと分かりにくいかもしれませんが、よく観察して下さい。はっきりズレていいます。それは脳へ上がる頚動脈と椎骨動脈の流れにブレーキをかけ、脳内の血液の欠乏状態を招きます。圧迫されて張りつめた首の筋肉が脳神経を刺激して、頭痛を引き起こします。

骨盤の歪みは脊柱を、背中側から見て『逆S字状』に湾曲させ、連動する腰椎から胸椎へ、その上の頚椎へと歪みを作るのです。そして頭蓋骨と頚椎一番の著しいズレとなってしまった人が、頭痛を起こしてしまうと考えて良いと思います。

骨盤が整うと、湾曲していた脊柱が真っ直ぐに戻り、張りつめていた首の筋肉は、嘘のように柔軟になり、神経の圧迫が緩和され、毛細血管が活性化してくるのです。

何度でも骨盤を緩めてあげて下さい。

そして、首の筋肉がかなり柔らかくなってきたら、仰向けに寝かせ、首の下にタオルを通して両手共に指が上を向く形でタオルを握り、両手の小指が相手の顔に優しく、くっつくくらいの感じにして下さい。相手の肩に自らの足裏土踏まずを当てて、軽くタオルは引き気味に、足は肩を軽く押して牽引《けんいん》します。相手に「強くないか」と聞きながら操作して下さい。

首の骨が伸ばされると、筋肉の緊張を更に緩和します。眼の奥の痛みにも

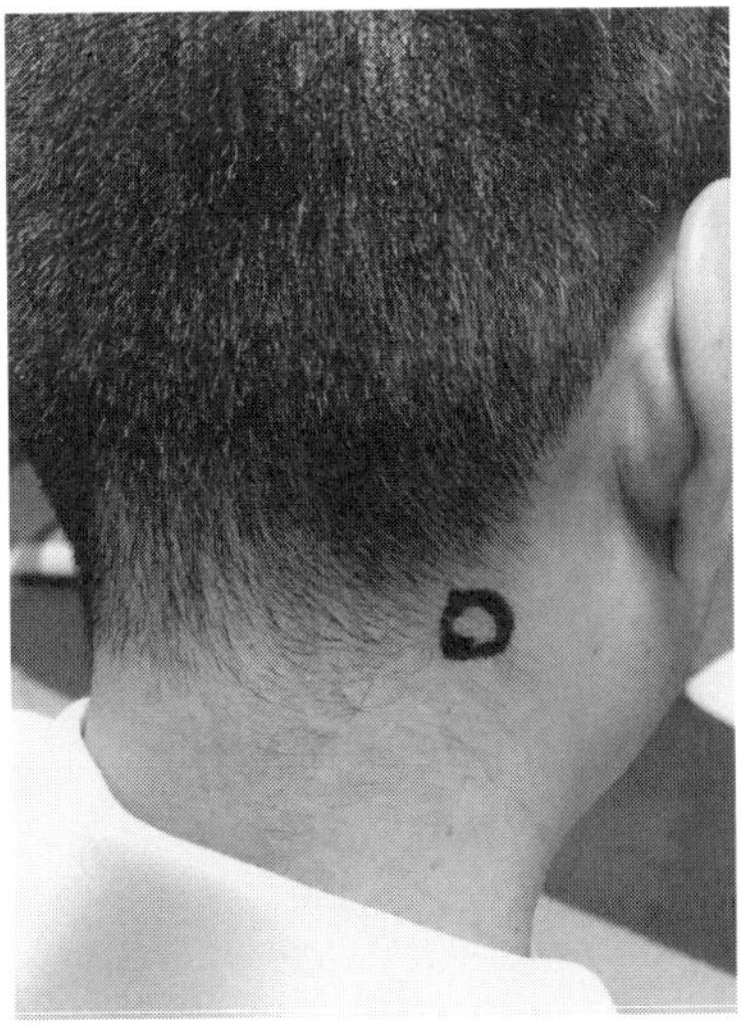

○印が頚椎１番の位置

同じ理論で同じ治療操作でＯＫです。

思考力に関しては勿論のこと、全身を管理・監督する、コンピューターである脳の働きに支障があっては、様々な不良状態を引き起こす原因にもなります。

遂に、あなたが日本国の頭痛リストから外れる時が来ました。頼れるパートナーを探して下さい。そしてお互いに喜びを分かち合って下さい。スッキリと人生を過ごすのですヨ!!

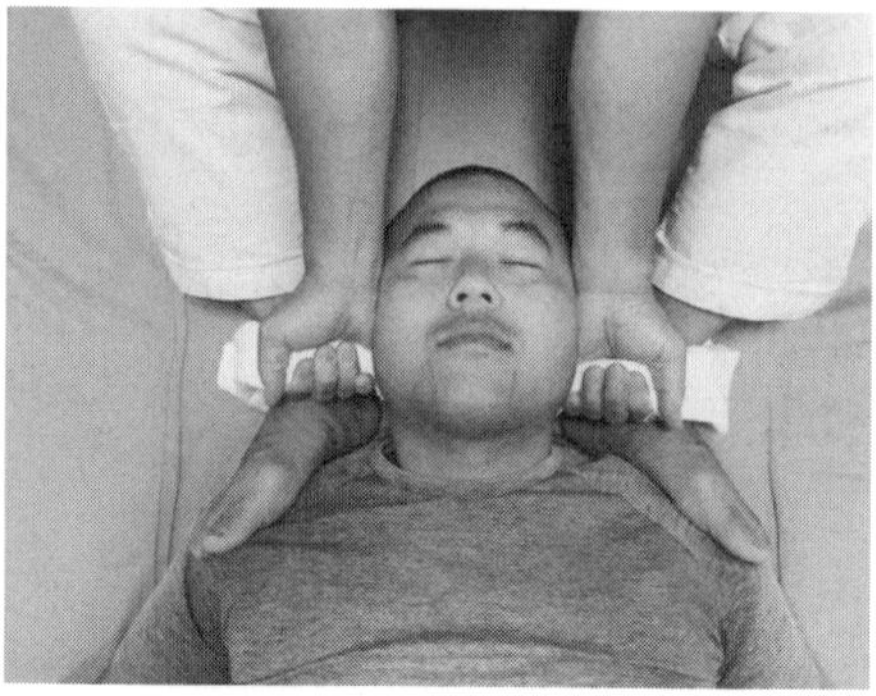
首にタオルをかけて伸展する

顎関節症や開口障害でも、骨盤のバランスを整えることが大変に有効です。

●頚椎ヘルニア

根本的な考え方は、腰のヘルニアと同じに考えて良いと思います。骨盤・骨格の歪みが脊柱の湾曲を作り、その曲がりのピークが頚椎の特定部位に圧力をかける。仕事や生活をしている中での体の使い方が、首に負担がかかり易《やす》いとか、色々な慢性的な首への負荷が積み重なって、ヘルニアを起こしてしまうのだろうと思います。

首から肩へ、肩から腕へ、腕から手にまでと嫌な痛みと痺れが出てきます。

以前に三名ほど、首も腰にもヘルニアがあると云う、女性の保育士さんが治療に来られました。そのうちの一人は、症状が酷かったために行政から、一年間は仕事をしないで下さいとの御達しが出ていたほどです。

治療の経過として、首のヘルニアと腰のヘルニアでは、比較的に首の方が早く回復します。体の構造としては、腰の方が上半身の重みを支えている分、椎骨にかかる負担が大きいからだと思います。三名の保育士さんも、首の方が先に治っていったかと記憶しています。

首のヘルニアで手術をされた方の後ろ首を見せてもらいますと、ちょっと怖い・ヤバいなと思います。最近の手術では、余り切り開かない方法もあるのかもしれませんが、できれば手術はしたくないですよね。

理想的には、ヘルニアなんかになる前に症状を鎮静化させることです。腕の重みや違和感を感じたら、早く骨盤・骨格を整えて下さい。先手必勝で、かったるい身体と付き合わないようにしましょう。

三名の保育士さん達は、元気で職務に就いています。今はタイムリーなメンテナンスにて、たまに治療院に来られます。

スマホ・パソコン首

私の治療院では、初診時の治療説明に合わせて、治療のビフォーアフターを説明します。治療前の、首の後ろ側・肩・前腕・太ももの前面の部位を、本人に触ってもらいます。その時に、私の同じ部位も触ってもらい比較して頂きます。皆さんの口からは、

「先生は柔らかい筋肉してますね。首なんかムニュムニュで猫の首みたい!?」

と、自分との違いにびっくりされますが、そこで私が、

「これから三十分後にはあなたも私と同じようになるのですが、信じられます？」と言いますと、不思議そうな笑顔でニコッと笑いながら言います。

「是非ともお願いします。楽しみ！」

治療が終わり、身体の確認をしてもらいます。丸太ん棒のように突っ張っていた後ろ首筋が、ムニュムニュです。私もニッコリ。

初診時に首の症状を訴える人と、訴えない人でも筋肉の張り方は同じようです。どなたでも、お印のように首筋がバリバリです。騙《だま》され易いケースとして、元々のその人の皮膚・筋肉の質が柔らかいタイプだと、表面のムニュ感に騙されがちになりますが、芯の張りはバリバリです。

医療機関に行っても、骨盤・骨格を整える治療法はありません。レントゲンの結果で「ストレートネック」の診断をされるだけです。

筋肉をターゲットに、押したり揉んだりしても、残念ながら骨盤・骨格が歪んだままなので筋肉は緩まないのです。

現代的に「スマホ・パソコン首」と俗称が付いていますが、仮にストレートネックであっても、骨盤・骨格が整ったら、いつもの自分の首とは別物だとよく分かる筈です。悪い状態のままでいると、寝違えグセがついたり、頚椎ヘルニアを起こしたりする危険さえ出てきます。

仲間をいっぱい作って、お尻をコネて、新しい自分と出会って下さい。

眠りも良くなりますヨ!!

寝違え

寝違えを起こすピンポイントの部位ですが、胸椎（七個の首の椎骨の下に連なる胸の椎骨）の二番か三番に著しいズレが生じます。根本原因は骨盤ですが、ピンポイントとしては当たりです。その部分が頑固に変位しているので、年に何回か寝違えを起こしてしまう方が結構多くいらっしゃることと思います。

私の患者さんでも寝違えたと、たまに来られます。首がどちらかの方向に回せません。胸椎で完全にロックされているからです。当然のことに首の痛みを伴っています。

骨盤を緩め、肩甲骨を緩めると、ピンポイントの胸椎部分の筋肉に弾力が出てきて、最初に比べるとかなり楽になり、半分くらいの首の可動域が回復してきます。この状態の治療を何回かしてあげれば宣《よろ》しいと思います。

その後は、首や肩の張りを強く感じ、自分は疲れていると思ったら早く治療を受けて、ギックリ首にならないように先手を打って下さい。治療の最後にタオルで首を引っ張ってあげるのも効果的です。

因《ちな》みに私が治療しますと、普通に首が動かせる状態になります。大体の患者さんのコメントが、「まだ首に痛みはあるけど、向けなかった方にも首が回る。不思議!?」。にっこり笑って、喜んで帰られます。

治療師の私も、同じくにっこりです。

四十肩・五十肩

肩が痛くて腕が上がらない、後ろに回らないという、代表的な肩の症状です。五十歳台の方達に症状を訴える人が多いので、五十肩の俗称が付いたのです。一般的には四十代から七十代の人達に多い症状です。

若い時に比べると確かに腕の可動域が狭くなっています。腕ばかりでなく、全身の動きが悪くなっていて、間違いなく老化現象が手伝っていることを感じます。現在の私は六十四歳ですから、老化現象の感覚がよく分かります。

肩の痛みが出る前に、腕の動きが悪く感じたり、重だるさが続いたりするような時は、五十肩のサインと思って下さい。この時点で骨盤・骨格を緩め、肩甲骨の可動域を広げてあげれば痛みを防げます。老化現象も確かにありますが、早く治療をすれば、若い時と同じとまではいきませんが相当に良い状態になれます。

既に五十肩になっている場合ですが、人によって症状の程度に差があります。まだ軽めの人だと多少の痛みと突っ張る感はあるけれど、俯せの姿勢をする時に頭の方に腕を上げることはできます。逆に酷くした人では、肩甲骨が肋骨にピタッと張り付いた状態となり、とてもじゃないけれど腕を上げるのは不可能です。

いずれにしても、治療時に腕を下げていた方が楽であれば、患部側の腕を下げた状態で治療して下さい。丹念にゆっくりとお尻をコネていきますと、上半身に緩みが伝わり、ロックされている肩甲上肢帯に少しずつ広がりができてきます。本当に酷くした五十肩は手強《てごわ》いですから、何回でも治療を続けることです。

肩こり

最初に、日本人の肩こりは人口の七十五・六パーセントと書きましたが、私の見解では、九十パーセント以上の割合だと思っています。

人は、一歳頃より歩き始めて、転んだり、尻もちをついたり、ぶつかったり等の外力を受ける状況が色々と起きてきます。

年齢が上がれば上がるほど、その状況の頻度は、間違いなく高くなります。どなたも相当に痛い思いをされてきたことと思います。

その結果が骨盤の歪みを引き起こし、肩こりに直結となるのです。

私が思うところ、骨盤が歪んでいない人を見つけることは、無理に等しいだろうと思っているから、九十パーセントの数字を出したのです。

しかしながら、幼児の頃では肩に張りがあっても、知覚神経の感覚が幼いので自覚できないことが殆《ほとん》どだと思います。

正直、幼児が「肩がこった」なんて、まず言わないですよね。

小学生くらいになりますと、肩こりを訴える子供が増えてきます。お母さんが子供の肩を揉んでいる、そんな話をよく耳にします。本当は逆だろうと思いますが、正直なところ、子供でも相当に強力な肩こりとなっています。

大人の方で、「私、肩こりは気になってません」と言われる方がおりますが、長い間に肩の筋肉が強力に強張って、圧迫され続けてきた知覚神経の感覚が鈍くなり、こりが分からなくなっているのです。

私の治療院に腰痛で来院された方が、カルテの肩こりの表示には無印の方がいます。腰痛であると云うことは、間違いなく骨盤が歪んでいますから、肩がこっていない訳がないのです。正に知覚神経が鈍くなっている証拠です。

骨盤のバランスが整うだけでも、肩こりは殆ど消失ですが、胸鎖関節と肩甲骨を調整しますと、完璧です。

肩こりで悩んでるなんて、おしまい!!

ぎっくり腰

早い場合だと、十代でぎっくり腰を起こす人もいるかと思いますが、社会人になってからの方が圧倒的に経験者が多くいらっしゃることと思います。

学生のうちは、若さの力として筋肉がしなやかで弾力があります。スポーツ等で鍛えていれば尚更のことに筋力が向上しています。それが腰痛関連の防衛力となっているのですが、過度の練習や強い外力にあった後で、筋肉の強張りが強くなってくると、ぎっくり腰を起こす要因が強くなってきます。

社会人になって、運動もしなくなり、お酒に美味しい物を沢山《たくさん》食べて、腹が出てきた。腹筋の張りも落ちて筋力の低下に。仕事も忙しい。このような状態も腰の筋肉に疲労を蓄積していきます。

ぎっくり腰を起こした方がよく言うことに、「急に痛くなったんです」と言われます。

確かに痛くなるのは、

○重たい物を持ち上げた

○振り向きざまに

○屈んだ時

○中腰から立ち上がる時

○クシャミをした時

のような、急で瞬間なのですが、身体に前述したような負担をかけ、筋肉の疲労がピークになっていて、いつぎっくり腰を起こしても不思議ではないほどの下地ができているからなのです。

ぎっくり腰を起こさせない最善策は、身体が重く感じてきた時や、尿の色が透き通ってきたら、骨盤を整えるのだと認識しておくことです。

転ばぬ先の『尻合い広場』です（ホームページ　https://shiono.tokyo//）。

●慢性の腰痛

最初のぎっくり腰から、その後に何回もぎっくり腰をやってしまった。いつも腰に張りを感じて、戦々恐々と生活している。

このような状態の表現が「慢性腰痛」だと思いますが、骨盤の歪みが強く、筋肉にも弾力の余裕が無くなっています。

身体が冷えっぽく、胃腸の調子も低調気味で、風邪も引き易い。

これを読んで頷《うなず》ける方が大勢いらっしゃると思います。私は治療師ですから、皆さんの不調な気分と身体の感じがよく分かります。

せめてもの救いは、椎間板ヘルニアまでにはなっていないことですかね。

色々な治療を受けても改善の兆しが出ませんね。骨盤が歪んだままですから。

長年悩まされた症状ですが、骨盤が整うと、思いの外早く症状が改善してきます。

一週間に二回くらいの治療が受けられれば、一ケ月後くらいには相当に良好な変化が期待できると思います。

●椎間板ヘルニア・分離症・すべり症

慢性的な腰の症状を感じながらも、仕事に生活に遊びにと、身体を使わない訳にはいきません。無理を押しての日々の経過の中で、いつもと違う『超ド級』の痛みが襲ってくる。

何とか医療機関に行き検査を受けた結果が、椎間板ヘルニアとのショックな診断を受け、

①血液の流れを良くする薬
②筋肉を柔らかくする薬
③鎮痛剤
④胃薬

が処方され、まずは服薬で様子を見ましょうとのことになるかと思います。

為す術《すべ》が無いので、処方された薬を服用するも、胃腸の不快感に悩まされるばかりで、症状の改善には全然ならない。こんな経験をされた方が大勢いらっしゃると思います。

①と②と③の薬は相当に成分が強く、胃腸に負担をかけるので、④の胃薬が処方されるのです。

椎間板ヘルニアを起こし、正に今がピークの痛みを出している人の背中の筋肉は、とんでもないほどに硬く強張っています。そこへ強い薬の成分による胃腸への圧力が、背中の筋肉の強張りに追い撃ちをかけます。かえって腰の筋肉にダメージを与えてしまうのです。

薬では筋肉は柔らかくならないし、血液の流れも良くならないです。痛みの強い時は鎮痛剤の服用も致し方ないかと思いますが、なるべくなら飲まずに、時間がかかっても自然治癒力にて治すことが望ましいです。

身体を休めて何とか自力で少しずつ動けるようになってきたら、どんどん骨盤を緩めて、自分の毛細血管に治してもらうのです。

治療をしてくれる人の状況が大丈夫ならば、毎日でも治療してもらうと良いでしょう。

治療をする人も受ける人も、こんな厄介な症状を退治できた時は、気分最高です。

●坐骨神経痛

これは、椎間板ヘルニアかそれに近い症状を起こし、日常生活の中で更に腰や足に負担をかけて、「これ以上は危険だ！」のレベルまで身体を追い込んできた時に症状を出します。

酷い時には歩けない、椅子に座れない、仰向けにも俯せにもなれない。痛い方の足を上にして横向きの姿勢で、ジーッとしていると何とか痛くなくいられる。

私も平成五年の地元の秋祭りの時に、大人神輿《みこし》を仕切り、最後の宮入り前の神輿をシャカリキに押さえていたら、とんでもなく強い力で神輿に押し返された時に、腰骨が「グギグギグギ」と三回圧迫を受けたのです。その時の私の心中は、「ふざけるなよ、俺の人生をどうしてくれるんだよ」と、怒りすら覚えました。神輿が馬に下りた瞬間は、腰が砕けるようにヘナヘナとなり、立っていられませんでした。

翌日からは何とか普通に動けたのですが、祭りの二ケ月後の十一月のある朝、布団から起き上がり一歩足を出して左足が床についた瞬間に激痛が走り、動けなくなってしまったのです。

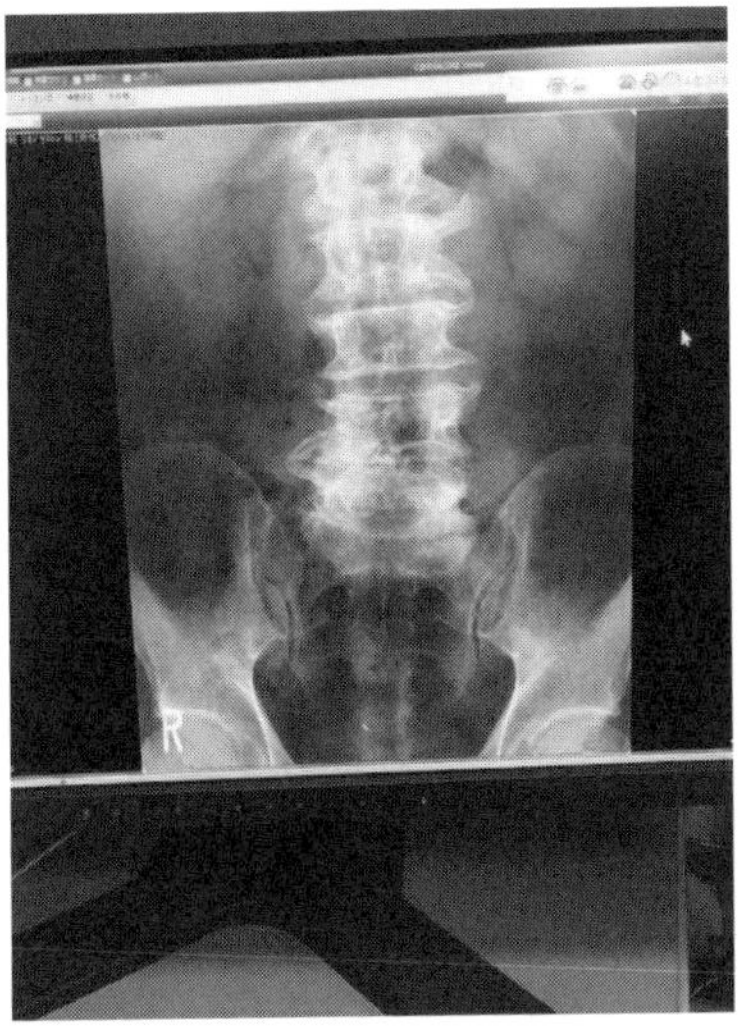

筆者が平成５年に祭りの神輿で痛めた酷い腰椎
（令和２年７月１日に撮影）

本当に何もできません。トイレに行くのは大も小も地獄です。身体がはっきり歪んでいますから、血液の循環が著しく悪く、足が冷え、足先なんかは靴下を履いていようが、冷たい水に足を突っ込んでいる感じ。大便もウサギのうんこのような小さな黒ずんだのが二個ほど出て終わり。足が冷たいから風呂に入ったら気持ち良いだろうなと思うけれど、浴槽を跨《また》ぐ動作ができない。ご飯は横に寝た姿勢で小さなおにぎりを二つ。あまりお腹も空きません。

日中は治療室に詰めて電話番をしますが、予約の電話をくれた方に、

「スイマセン。洒落になりませんが、私が坐骨神経痛になりまして、現在は全く動くことができません」と私の弁。

「あらまぁ、先生お大事に」と、いつもとは逆のパターンです。

『ピンチはチャンス』の表現がありますが、それまでの私は坐骨神経痛を経験したことがなかったので正直なところ、どの部位にどのような痛みが出るのか全く解《わか》っていませんでした。ましてや酷い痺れも出るなんてこともです。

二週間は寝たきりでしたが、それ以後は痛いながらも足を引きずって歩けるようになってきたので、仲間の治療院へ通い始めました。

治療師の私は「絶対に自然治癒で治したるぞ」の思いで、医者に行くことはなく、翌年の平成六年の二月にはスッキリと回復したのです。

また、この同じ頃に今の治療技術の基本を見つけるのですが、正に『ピンチはチャ

ンス』。

足の痛みの酷い時は色々な姿勢ができませんが、焦らずにゆっくり時間をかけて癒すのです。椎間板ヘルニアの時と同様に、毎日でも治療を受けられるのが理想的ですね。俯せの時に足が痛かったら、少し座ったり違う体勢に身体を変えたりしながら治療してもらって下さい。

五ケ月ほど経過してくると足の痛みが薄らいで、腰の痛みを感じるようになってきます。

治ってきた証拠ですよ!!

野球肘・テニス肘

野球とテニスをやる若者に、肘の痛みを訴える人が多いことから、この俗称が付けられたことと思います。確かにこのスポーツは肘の関節に大きな負担がかかります。特にピッチャーは尚更だと思います。

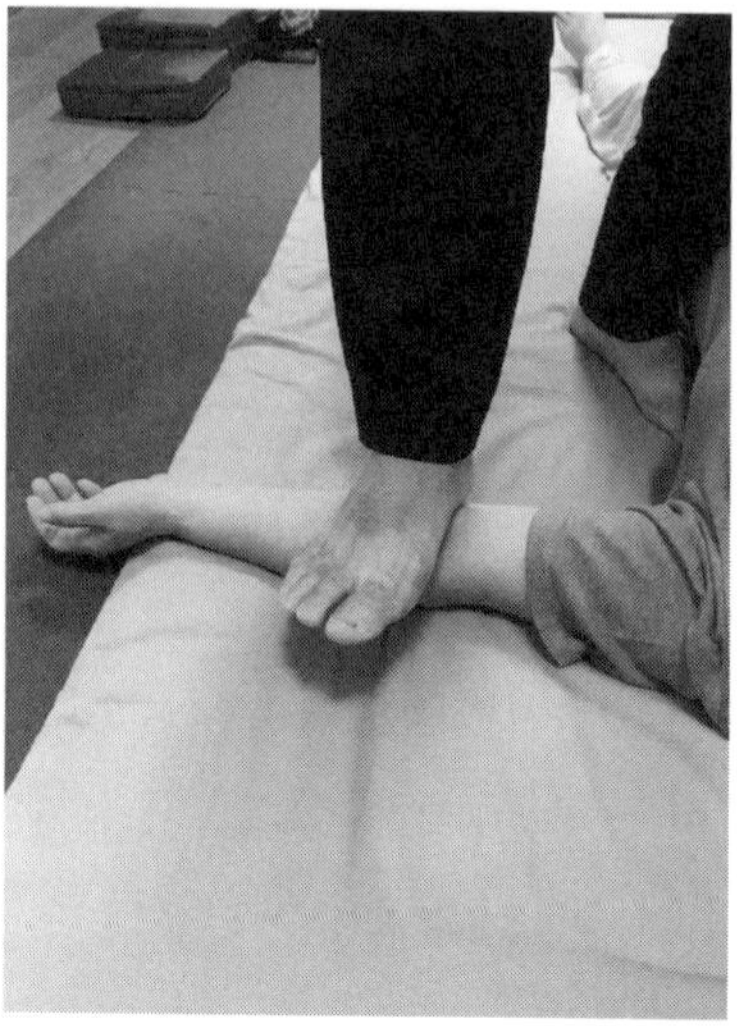

手首方向へ伸ばすようにコネる

治療を受けに若者も来ます。スポーツをやっている方ですと、見事に鍛えられて筋肉の張りも素晴らしいのですが、骨盤のバランスが悪いために、嫌な筋肉の強張りが邪魔します。

クラブ活動で毎日の練習を重ね、疲労感も多いけれど、身体の手入れをしない人の方が多いのではないでしょうか。

幾ら若くても、使い過ぎは故障の原因となります。野球・テニス以外のスポーツでも、全く同じことが云えると思います。

スポーツだけでなく、文化部の活動でも同じです。

練習が終わったら、部員同士で骨盤を調整するのです。顧問の先生も一緒にやって下さい。特に肘の痛みがある人には、肘関節にも土踏まずを使ってよく緩めてあげましょう。

故障も少なくなり、運動能力も上がり、おまけに、勉強の能力も上がるのではないかと思う次第です。血流が良くなるから!!

膝痛

膝痛が圧倒的に中高年に多いのは、加齢による筋力の低下が影響していると思います。

更に骨盤の歪みによる、お尻から太ももの筋肉の強張りが、膝関節周囲の組織に圧力をかけて、強い痛みの原因となっています。

普段感じない足の重だるさや違和感があって症状が改善しない時は、直ぐにお尻をコネて下さい。初期のうちなら改善するのも早い筈です。この頃から治療をしていけば、変形性の膝関節症は防げます。

既に変形している膝は、残念ですが元には戻りません。痛みを緩和させる治療に努めます。かなり楽にはなると思います。

若い人達の場合では、筋肉がしっかりしていますから、比較的早く少ない治療回数で改善すると思いますが、スポーツ等でハードに体を使っているような人の場合では、丹念に繰り返して、お尻と太ももをよくコネて下さい。『尻合い広場』にお越し下さいネ!!

股関節脱臼

骨盤の左右の凹《へこ》みに、左右の大腿骨の先端の丸い骨頭（大転子）が綺麗にハマリ合わさって、股関節を形成します。異常が無ければ骨の表面は滑らかな上、更に潤滑油としての滑液も関節に分泌されるために、何の問題もなく足が使えているのです。

また、簡単に骨頭が外れないように股関節周囲を大腿骨頭靱帯が強靱にガードしてくれています。しかし人によって、股関節の亜脱臼や脱臼を起こすと云うことは、相当な骨盤の歪みにより強い圧力が股関節に加わるからではないかと思いますが、私自身の経験がないので定かではありません。

いつもと違う、足の張り・重み・違和感が長く続く時は、骨盤の歪みがハッキリあると認識して、早くお尻をコネて下さい。こんな程度の時に治療すれば、少ない回数で回復します。この時を見逃したらダメです。

まともに脱臼すると、丸い骨頭がゲンコツを握った時のような扁平《へんぺい》の形となり、凹みの中には戻れなくなり、当然のことに痛みも強く、足も普通に前に出せなくなって、外側からブン回して歩くようになってしまいます。

手術で人工骨頭を入れる方もいますが、足の動きには制限が付きます。費用もかかります。この時点でも骨盤の歪みはそのままですから、予後を考えると将来が不安ですね。

どんな症状にでも言えますが、早期に治療をすることが一番大事です。

損をしてはいけません。

●各症状の治癒の経過

◎治療は週に一回のペースです。

○頭痛全般…三回
○肩こり…一回
○ぎっくり腰…二回
○慢性腰痛…五回
○椎間板ヘルニア＋坐骨神経痛…十五回
○頚椎ヘルニア…十回
○股関節痛…五回
○膝痛…二回〜十回
○五十肩…十回〜十五回

◎治療の回数は、個人の状態にもよりますので、大体このくらいと思って下さい。
◎各内臓器と各諸器官の症状は、右の症状を治療中に改善の具合が解ります。

私が考えた治療法であり、私はプロですから、治癒のスピードが速いです。皆さんはもう少し回数がかかると思いますが、人助けと思い頑張って下さい。健闘を祈ります。

三　健康への間接的アプローチ

自律神経失調症

　私達は手足を動かして、色々な機械や様々な物を操作しますが、身体内部のことに関してはどうでしょうか。体内に何かを指示するようなことは一つも無いですよね。勝手に身体が機能してくれています。

　スーパーコンピューターである脳が、各内臓器や各諸器官のその時の状態に合わせて司令を出し、働きを管理します。逆に、各内臓器や各諸器官からの情報を収集して、身体の恒常性を維持してくれるのです。

　しかし、骨盤の歪みは脊柱を湾曲させるために、背中の筋肉が強張り、脳から降りて脊柱の両脇を下行する自律神経を圧迫することとなります。神経の伝達が滑らかでないと、臓器や器官への司令や伝達に障害が起こり、働きにも何らかの異常が生じることになります。

この状態が「自律神経失調」なのです。

骨盤のバランスが整いますと、脊柱が真っ直ぐになり筋肉は柔軟性を取り戻すので、自律神経の圧迫を解除します。但し、自律神経そのものには感覚が無いので、緩んだかどうかの判断はできませんが、知覚神経が身体の緩みで楽になった状態を感じます。それは、体内の神経系が緩んでいる証拠となります。

明確に解ってくるのが、不調だった臓器・器官の働きに改善がみえてくることです。脳との神経伝達が速やかに行われているからです。

「自律神経が失調しています」と言われても、実際の話、何をして良いか分からないですよね。

でも大丈夫!!　骨盤を整えれば良いのです。

●風邪を引き易い・小児喘息

体内の呼吸器系の部位を書き出します。首から大胸筋の一番下のラインまでで、前も後ろも全部。それに両方の腕全部。このエリアの強張りが、風邪を引き易い要因となります。どなたも一度くらいは経験があるのではと思いますが、背中がゾクゾクッとして寒さを感じ、その後に風邪を引いてしまった。

骨盤の歪みで背中の筋肉が強張っていますから、毛細血管の活性も悪く、微妙に体温も落ちて、免疫力も低下します。そこにプラスされるのが、両腕の疲れた状態で、特に肘の関節の歪みです（殆どの方の肘関節は歪んでいます）。

正にこの状態が、風邪を引き易い身体だと言えます。

骨盤のバランスを整えて、風邪を引かない身体にして下さい。

私の治療院のメンバーさん達は、強くなっていますよ。

同じように呼吸器系ですが、厄介なのは喘息《ぜんそく》です。前述した呼吸器系の不調な状態に、元々の呼吸器の弱さを持っている人が、喘息を起こし易いのだろうと思います。

大人も子供も同じように考えて下さい。

小さな子供達は、これから伸びようとする、若い新鮮な血液のかたまりですが、筋肉が強張ってくるとブレーキがかかり、不調を招きます。しかし、バランスが戻りますと、若い新鮮な血液は治癒力が強力です。

お父さん、お母さん、我が子のお尻をコネコネとよく緩めてあげて下さい。

胃腸が弱い

慢性的に胸やけがしたり、胃がもたれたりの症状に悩む方が、かなり大勢いらっしゃると思います。胃腸薬の宣伝の多さだけでも、頷ける話です。

実は、胃腸の不調にも背中の筋肉の強張りが関係しています。呼吸器系より下方の、丁度胃袋の真後ろ辺りです。腰痛ありの方だと、半端ない強張りとなっています。

胃袋自体も張っていて、按腹《あんぷく》すると確実に手掌に伝わります。だから、胃腸の調子が良くなる訳がありません。自律神経の伝達も悪いですから、消化液・各ホルモンの分泌も乱れて、不調な症状に繋がってしまうのです。

どんどん骨盤を整えて、毛細血管に治してもらいましょう。

生理痛・生理不順

骨盤内の器官として、子宮と卵巣は骨盤の中心に位置しています。骨盤のバランスが悪くなると、子宮も卵巣も歪みによる圧迫を受けます。この圧迫が、妊娠せずに必要なくなった経血の排泄にブレーキをかけ、痛みとなるのです。

卵巣も圧迫されることにより、卵巣の働き自体にも不備が生じ、排卵ができません。自律神経も圧迫されて脳との伝達が悪いために、卵胞ホルモンや黄体ホルモンの分泌もスムーズでなくなり、生理不順を招いてしまうのです。

骨盤が中心の位置をキープしていれば、前述のような症状は、起こらない、起こりにくい、と考えて良いと思います。

私の治療院に来る女性のメンバーさん達から、生理に関する不調な訴えが、まず無いからです。

更年期障害

この項目を書こうと思った時に気がついたのですが、私の治療院に来られる患者さん達から、更年期特有の不快・不調の訴えが全然出てこないのです。治療院を開業して三十三年目になりますが、更年期症状を聞いた記憶がありません。ならばと思い、逆に患者さん達に聞いてみました。戻ってきたお返事が、「そう言えば、知らない間に終わっちゃってたな」的な、気楽なお答えを頂き、やはり骨盤のバランスの良い状態は、最重要であると確信が持てたのでした。

更年期障害の症状こそ、自律神経失調の状態がよく理解できると思います。

女性は生涯で、約四〇〇個の卵子を排出すると、その役割である生理機能が終わりを迎え、卵胞ホルモンと黄体ホルモンの生成を止めるように、脳からの司令が肝臓に伝達されます。

この二つのホルモンは、種族を保存するために必要不可欠な、とても力の有る強いホルモンなのです。この二つが生成されなくなった時に、体内のホルモン同士の均衡が崩れて、特に甲状腺ホルモンが強くなったり、弱くなったりと、体調不良の原因となってしまいます。

この状態が正に、脳から諸器官への伝達、諸器官から脳への伝達に不備が発生している自律神経失調の状態だと言えるでしょう。

骨盤・骨格のバランスが良ければ、身体中の筋肉は緩んだ状態を維持して神経を圧迫しないので、脳から諸器官へ、諸器官から脳への伝達が速やかに滑らかに行われ、身体の恒常性を正常に保ってくれます。

だから、私の患者さん達から更年期の訴えが出て来ないと云う理由になるのです。

骨盤のバランスを整えて、不良で不調な、かったるい症状とは付き合わないで下さいネ！

便秘

私達の身体には便意を促す仕組として、「胃・結腸反射」なる、自律神経反射の機能が備わっています。簡単な話が、物を食して胃袋に新しい内容物が入ってきたら、大腸は以前に食べたカスの塊である便を、体外に排泄する準備をしなさい、との命令をします。

この神経反射を有効にするには、毎朝の規則正しい食事の摂取に心がけて、体内時計の正確なリズムを作ることが最重要なのです。

寝起きの胃袋は空っぽであり、前の食事から時間の経過も長いので、この時は尚更のことに有効な摂取タイムとなり、これから活動を始める身体の司令塔である「脳」への燃料を供給するためにも、最重要となるのです。

朝の起きる時間は、ゆっくり食事ができて、他人に気兼ねすることのない自宅のトイレで用を足せるだけの、余裕のある時間に起きるようにすると良いでしょう。

睡眠時間も大変に重要です。神経細胞は、私達がよく眠ることで休息を取り、神経としての良い仕事に繋がります。理想的には一日の三分の一の、八時間の睡眠が望ましいとのことです。きちんと睡眠時間を取って、身体に備わっている機能を充実させて下さい。

骨盤内の大腸の位置は、右の下腹部にうずまる「上行結腸」、上腹部を右から左へ横ぎる「横行結腸」、左の下腹部にうずまる「下行結腸」、続いて「S状結腸」、最後尾が「直腸→肛門」の順序となりますが、骨盤の歪みは下腹部にうずまる、上行結腸と下行結腸とS字結腸を圧迫して、便を押し出す腸のアコーディオン運動にブレーキをかけます。特に左足が短くなるタイプの人は、便の出口側の左下腹部に圧力が強くなるために排便のブレーキが強くなります。

骨盤を緩める時に意識して欲しいのが、便秘の人の場合には特に、便の出口側である左側のお尻と大腿の付け根と太ももを、よく緩めてあげることです。良好になりますよ!!

●冷え性・汗が出ない

初めて治療に来られる方々の身体は、本当に気の毒なほど、全身の筋肉が強張っています。特に、首・肩・背中・腰・お尻・太もも・ふくらはぎ・両腕の部位が明らかです。

この状態ですと、太い血管でさえ圧迫されて血液の流れを悪くしていますから、ミクロレベルの、一番抹消の毛細血管では当然のことながら、血液の循環が良い筈がないのです。

比較的に低調な人の例として、細身で血色も余り良くないような方ですと、明らかに寒がりで活力も低く、慢性的に胃腸の調子も良くなく、冬には必ず数回の風邪を引きます。

細かく話を聞くと、重ね着が多い、使い捨てカイロが必須、就寝時に靴下と湯タンポが必須、掛け布団も多め。

大体の人がこのような話になりますが、体調の低さがハッキリと感じられます。正直な話、こんな状態では汗も出ません。変な話、屁も出ないです。

私の患者さんで、最高に冷え性になってしまった方の話を書きます。

五十歳の時に乳がんにて右乳房を全摘出し、右腋窩《えきか》のリンパ節も摘出する。手術後に右腕が上から下までパンパンに浮腫《むく》んで、平常時の三回りくらい太くなってしまい、少し腕を使っただけで疼痛《とうつう》（うずく痛み）となり、暫《しばら》く腕を抱えていないといられない。

冷えが半端なく、冬はたっぷりの重ね着に使い捨てカイロを二十〜三十個貼り付けないと動けない。真夏の熱帯夜の晩に、雨戸・窓を閉め切った部屋の中で、電気毛布で布団を暖めて丁度良い（普通では信じられないですね）。

この方が十年間も、腕の疼痛と極度の冷えに悩まされ続けたのですが、縁がありまして私の治療院に来てくれました。初診が十一月で少し寒くなり始めた頃です。問診が終わり、治療を始める前の骨盤・骨格のバランスを確認しますと、見事に背骨が『逆S字』に湾曲しています。お尻の歪みもハッキリしています。

郵便はがき

料金受取人払郵便

新宿局承認

3971

差出有効期間
2022年7月
31日まで
（切手不要）

160-8791

141

東京都新宿区新宿1－10－1

(株)文芸社

愛読者カード係 行

ふりがな お名前		明治　大正 昭和　平成　　年生　　歳		
ふりがな ご住所	□□□-□□□□		性別 男・女	
お電話 番　号	（書籍ご注文の際に必要です）	ご職業		
E-mail				

ご購読雑誌（複数可）	ご購読新聞 新聞

最近読んでおもしろかった本や今後、とりあげてほしいテーマをお教えください。

ご自分の研究成果や経験、お考え等を出版してみたいというお気持ちはありますか。

ある　　ない　　内容・テーマ（

現在完成した作品をお持ちですか。

ある　　ない　　ジャンル・原稿量（

書　名			
お買上 書　店	都道　　　　　市区 府県　　　　　郡	書店名	書店
		ご購入日	年　　月　　日

本書をどこでお知りになりましたか?
1.書店店頭　2.知人にすすめられて　3.インターネット(サイト名　　　　　　)
4.DMハガキ　5.広告、記事を見て(新聞、雑誌名　　　　　　)

上の質問に関連して、ご購入の決め手となったのは?
1.タイトル　2.著者　3.内容　4.カバーデザイン　5.帯
その他ご自由にお書きください。
(　　　　　　　　　　　　　　　　　　　　)

本書についてのご意見、ご感想をお聞かせください。
①内容について

②カバー、タイトル、帯について

弊社Webサイトからもご意見、ご感想をお寄せいただけます。

協力ありがとうございました。
お寄せいただいたご意見、ご感想は新聞広告等で匿名にて使わせていただくことがあります。
お客様の個人情報は、小社からの連絡のみに使用します。社外に提供することは一切ありません。

書籍のご注文は、お近くの書店または、ブックサービス(0120-29-9625)、
セブンネットショッピング(http://7net.omni7.jp/)にお申し込み下さい。

「これじゃあ調子が悪いのは当たり前ですよ」と患者さんに伝えて、いざ治療に。とても良かったことに、背骨・骨盤の歪みは凄《すご》かったのですが、骨の柔軟性が欠如していなかったので、すんなりと元の中心の位置に戻ってくれたのです。私もほっと一安心。

はっきり覚えていないのですが、三回目か四回目の治療に来られた時に声を弾ませて、

「私、びっくりなのよ。凄く嬉しいのだけど信じられないの。腕の浮腫《むく》みがかなり引いてるのよ!?　この十年間にどれほどの場所へ治療に行ったか分からないのに、こんなことは全然なかったから」と。

如何《いか》に骨盤のバランスが大事であるかの証明です。

初診が十一月だったのですが、翌年の四月に患者さんから、「電気毛布がいらなくなったの」と、報告がありました。

この年の七月に治療に来られた時には、タオルで汗を拭きながら来られまして、「夏は暑いのね」と言われたので、私も、「やっと普通の人間に戻りましたね」とのお

返事をした次第です。

こんなに極端な方でも変化してきます。

私の患者さん達は、殆どの方が風邪を引かなくなります。治療を受けるようになって、最初の冬を迎えた人達から、いつもと違い冬の寒さに強くなっている、との報告をして頂きます。

骨盤・骨格のバランスの正常化が、毛細血管の活性を良くしている証拠です。

冬に必要だった物が少なく、いらなくなり元気な身体になると、屁もよく出ますヨ!!

シワが多いのは何故

身体の骨格や筋肉に外観は、大体が両親の遺伝子を元に作られます。親子で治療に来てくれますと、その観察がよくできます。両親共に筋肉が柔らかいと、子供さん達も同じように柔らかい筋肉になります。両親が両極端ですと、どっち似なのか、子供さんによっても色々に入り組んでいます。両親共に硬く締まった筋肉では、やはり硬い筋肉をしています。

治療師の私の見解としては、地球上で生活するには柔らかい筋肉の人の方が得で楽だと思います。しかしこのタイプの方達は、元々の皮膚が柔らかいためにシワができ易い特徴を備えています。

皆さんも思ったことはありませんか!?

テレビに映る人達の中で、「この人はまだ若いのに、笑うと顔にシワが多く出るのは何故だろう?」と。

正に皮膚と筋肉が柔らかいからなのです。このタイプの方は、ほっぺや、二の腕の下を引っ張ると、かなり伸びて引っ張れる筈です。治療に於いても、柔らかい筋肉の人の方が緩み易く仕事も楽です。シワにはなり易いけれど、先天的には得をしているのです。

ある程度の年齢になってくるとシワが目立ち易くなってきますが、自分はそういう特性であると認識して、気にしないことです。

自分が思っているほど、気にしているほど、周りは気にしていないと思います。こんなことにとらわれずに、明るく楽しく、自分をも人をも生かすように、素敵に人生を生きることをお勧めします。人に好かれ、自分の精神からもエネルギーが出てきます。

勿論のこと、骨盤・骨格を整えて毛細血管の活性化を図り、身体内部のエネルギーを充分に引き出して下さい。

生かすも、殺すも、自分次第です!!

自然治癒（免疫）力の感激した話

今から二十四年ほど前の、私が四十歳頃の話ですが、七月の気温も三十度はある暑い日の昼下がり、何か寒気がしてきたなと思ったら、どんどん酷くなってきて、悪感戦慄《せんりつ》となったのです。

ブルブルと震えが止まらず、裸で雪山にいるような寒気です。その時に熱は計らなかったのですが、恐らく三十九度に近かったかと思います。

この日の二週間前くらいから夜の酒席が多めで、寝不足気味の一週間が経過した頃に、下唇の左側に小さな口内炎ができました。小さいのに痛みが強めなので、ヨーチンを毎日付けて早く治そうと思ったのですが、次の一週間も前週と同じように不摂生な一週間を過ごしたせいか、小さかった口内炎が直径三ミリくらいに成長しちゃったのです（口内炎の原因は「日和見感染」と言っても良いかもです）。

昔から我が家では、熱が出たら布団の中で汗を取れの教訓がありまして、ブルブルの私はスウェットの上下を着衣して靴下を履き、ウインドブレーカーの上下を着て、タオルを枕に巻いて、額の汗を拭うタオルを枕元に置いて、掛け布団はいつもの一・五倍にします。

用意ができて速攻布団の中へ。五分もしないうちにブルブルが取れてきて汗が出始めます。額いっぱいに汗のツブを感じて一回汗を拭き、三十分くらい経過した頃に四回目の汗を拭きました。たったの三十分しか経っていないのに、身体がスッキリしているのです。布団から出ても全く寒気も無く、何でもない感じです。何気なく口内炎に舌を這わせたところ、ツルツルになって治っているではありませんか。

超びっくりに、超々大感激の一瞬でした!!

体内防衛力の最前線が見事に退治してくれたのです。

この後はシャワーを浴びて身体を洗い、夜には美味《おい》しいビールを頂いた次第です(寒い時期では、シャワーや風呂は控えて、熱いタオルで身体を拭いて下さい)。

この話を参考に、自然治癒力の大切さを頭に入れておいて下さい。薬にばかり頼っていないで、安静時の汗取りで、身体内部の疲労素を出してあげるのは、とても有効だと思います。

●新しい自分に出会うプロセス

各症状の中でも治療後の身体の変化を書きましたが、ここではまとめて書き出します。

①初診の治療後のコメント。

○目線の位置が高く、目がよく見える

○背筋が伸びて真っ直ぐに立っている

○背中の重い荷物を下ろしたような解放感

○痛みの緩和・消失を感じる

○身体の柔軟性が増している

○ちょっと軽くなった気がします

人の感覚は様々なので、最後のコメントの場合もありますが、筋肉の緩み方はちょっとどころではありません。

②数回の治療を受けた頃のコメント。

○日中の尿が薄黄色に変化している

○よく眠れて肌艶も良い感じ

○仕事に於ける疲労感の減少

○胃腸の働きが良くなり活力がアップ

○お酒を飲んでも、いつもよりへこたれない
○外気温の変化が気にならない
③治療を受け始めて最初の夏のコメント。
○暑さによる夏バテ感の減少
○食欲が落ちない
○クーラーが然程《さほど》気にならない
○よく眠れる
④③の冬バージョン。
○重ね着の減少
○就寝時の靴下・湯タンポが無用
○掛け寝具の減少
○風邪を引かない
○朝の寝起きがいつもより楽

内に秘めたる我が素晴らしき力を、最大限に引き出して、存分に使って下さい。何度も言います。損をしないで下さいネ!!

好転反応

治療を行う上で是非とも知っておいて欲しいことですが、骨盤・骨格のバランスの正常化により全身の筋肉が緩んだ状態になりますと、今までに強い圧迫を受けていた神経細胞達が穏やかで和やかになり、とても居心地が良く、神経の働きが非常に活性化してきます。

目を覚ました知覚神経は、身体の細かい情報をシャープに脳に伝えてくれます。

例えば、腰痛で治療に来られた方で、肩の凝りは感じないと云う方がいます。

しかし、腰痛を感じていることとは、骨盤・骨格の歪みが原因となり、全身の筋肉に強張りができているということですから、肩が凝っていない訳がないのです。それでも凝りを感じないのは、余りにも長期間に神経が圧迫されているために、感覚が鈍くなり分からなくなっているからなのです。

身体が正常なバランスを取り戻しますと、圧迫されていた神経細胞に十分な栄養と酸素が供給され、本来の感覚が復活してきます。復活した神経は、今までに凝っていた肩の感覚が分かるようになるのです。特に、最初や二回目の治療後くらいに、はっきりとした好転反応を感じます。

人によって症状の部位は色々だと思いますが、どの部位の場合に於いても同じことが言えます。神経の働きが復活した、とても良い状態なのです。

その後は身体の細かい情報を、良好な神経が速やかに脳に伝達してくれて、身体の異常を早くキャッチできる、有り難い状態で生活を送ることが自分自身の宝となります。

もの凄く体調を悪くされた方の場合では、好転反応も相当に強く、期間も長くなると思います。けれど、ビビッては駄目です。

バランスの悪い身体と別れ、自分の最高な自然治癒力と免疫力を引き出して、不調な症状と真っ向勝負して下さい!!

四　実践編　骨盤を緩める技術と順序

施術者を「術者」、受け手を「患者」と表現します。

（1）骨盤の縦の歪みを取る、坐骨の操作法。
　最初に右側の坐骨から始めます。

①俯せに寝ている患者の右足を持ち、術者の右軸足を、患者の右膝より二十センチくらい後ろに立ち、術者の左足土踏まずの一番踵寄りの部位を患者の右坐骨に当てる。患者の右足を両手で持ち、自分の右足の付け根くらいに軽く引き込み、患者の坐骨に当てた左足を患者の頭方向に、一回ずつゆっくりと押し上げる。二十回ほど行う。
②患者の右足をもう十五センチほど持ち上げ、患者の胃袋方向に、大きくゆっくり押し上げる。持っている足の位置が下がらないように行う。

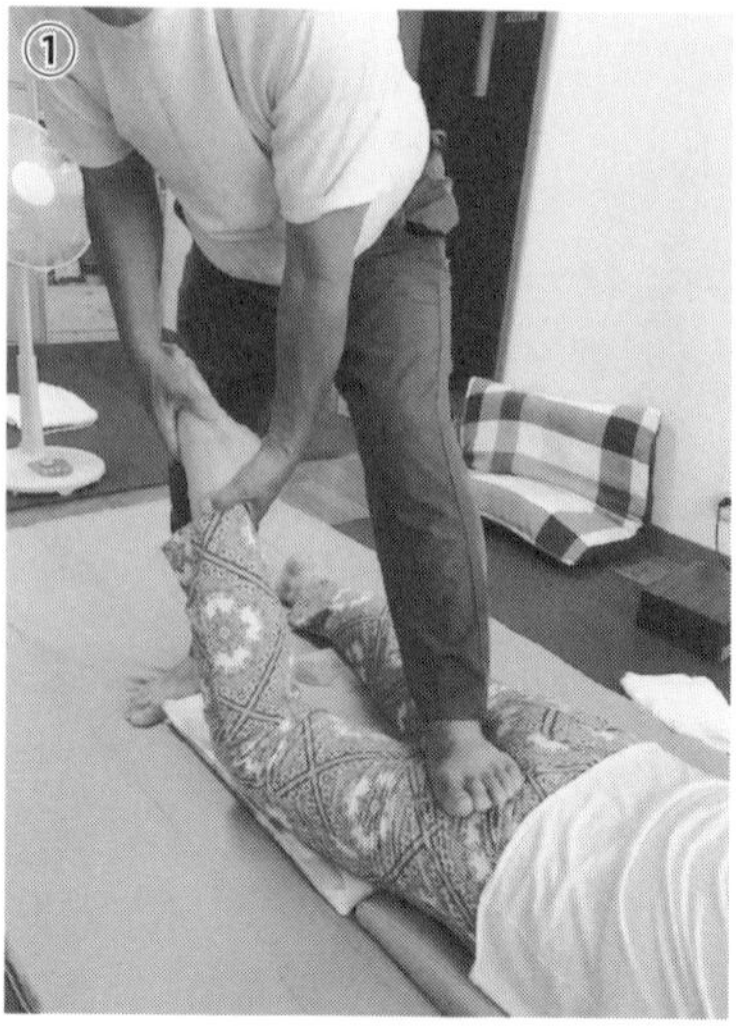

（1）①の術者の体勢

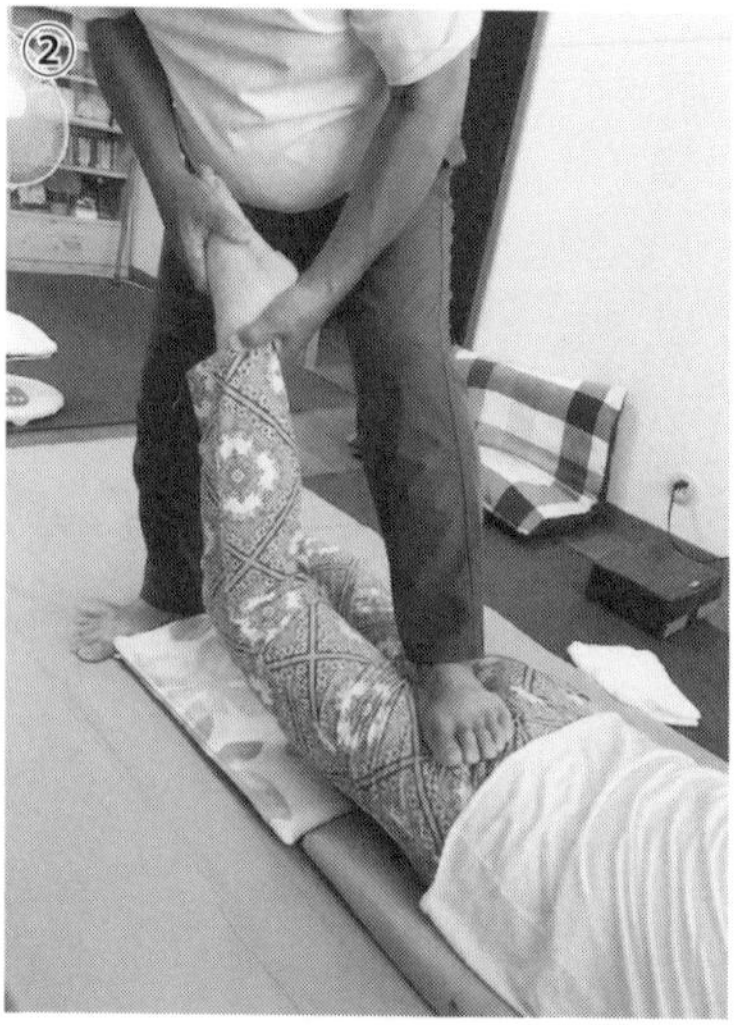

（1）②の術者の体勢

※この時の患者の感覚は、お腹に心地良い響きを感じ、内臓が上がる感覚です。

（2）反対の左側を（1）と同じに行う。

（3）左にズレた仙骨を中心に戻す操法。

俯せの患者のお尻の左側から三十センチくらい離れた真横に台を置き、左足で台上に軸足を取り、右手で杖を突き、右足土踏まずを患者の仙骨の左側に優しく軽く、土踏まず全体で包み込むように当てて、仙骨を真横に押して戻してと二十～三十回ほど、優しく柔らかく揺さぶる。

※患者に自分の体重を乗せないことと、操作中の患者のお尻は、常に中心の位置にあるように揺さぶること。

上手に出来ると、患者のお尻の筋肉が緩んできて、術者の足裏にも緩んだ感覚が伝

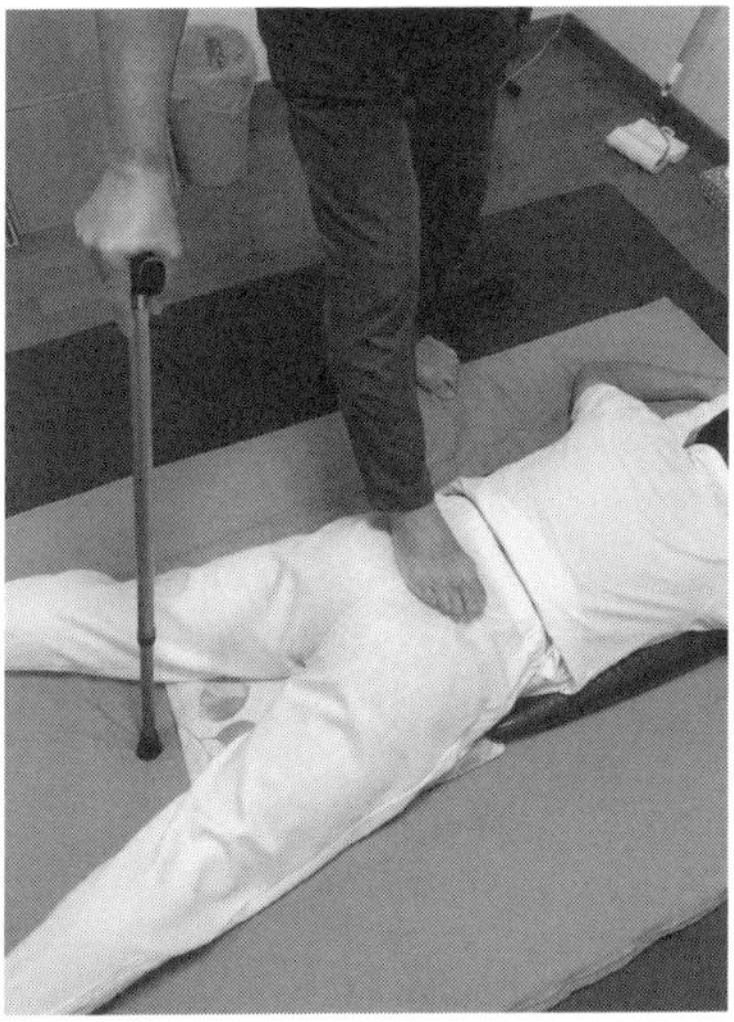

㊤仙骨を中心に戻す操作の術者の最初の体勢

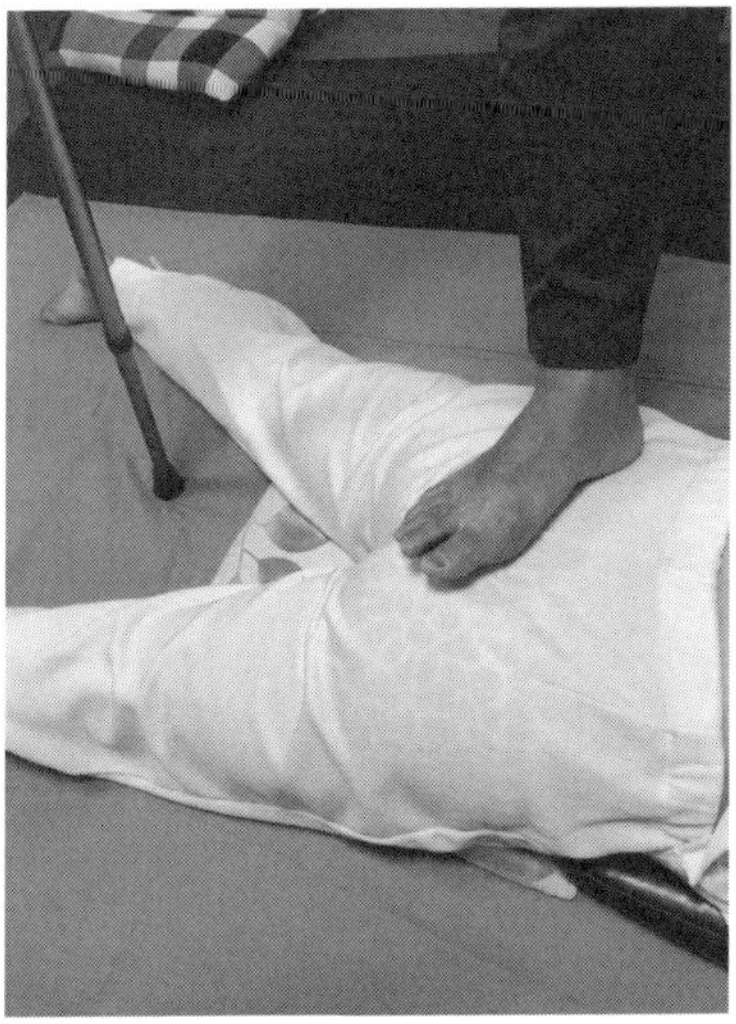

㊦最初の足の位置から少しずつ踵寄りに足の位置をスライドさせる。㊤㊦を何回か繰り返す

わってきます。
※台は患者のお尻の厚みに合わせ、二段か三段のどちらかを選ぶ。

（4）右側のお尻と太ももの筋肉を緩める操法。

①患者に当たらないように、台を患者の左側お尻の真横に置く。左足で台上に軸足、右手で杖を突き、右足土踏まずの踵寄りの部位を、患者の右側の坐骨の上に置き、指先は軽く上に向ける。ゆっくり優しくお尻の筋肉を揺さぶる。お尻の筋肉に逆らうことなく、力は入れず徐々に緩める。数分にて筋肉が柔らかくなってきます。
②台を外し、その位置に左軸足を立ち、右手で杖を突き、右足土踏まずを患者のお尻の付け根から太ももの位置に置く。
土踏まずの裏全体で、太ももの筋肉をゆっくり大きく揺さぶる。お尻の時と同じように無理な力は入れないのが基本ですが、太ももの中に突っ張ったシコリを感じたら、少し押圧を強めてシコリをほぐして下さい。数分でかなり柔らかくなります。

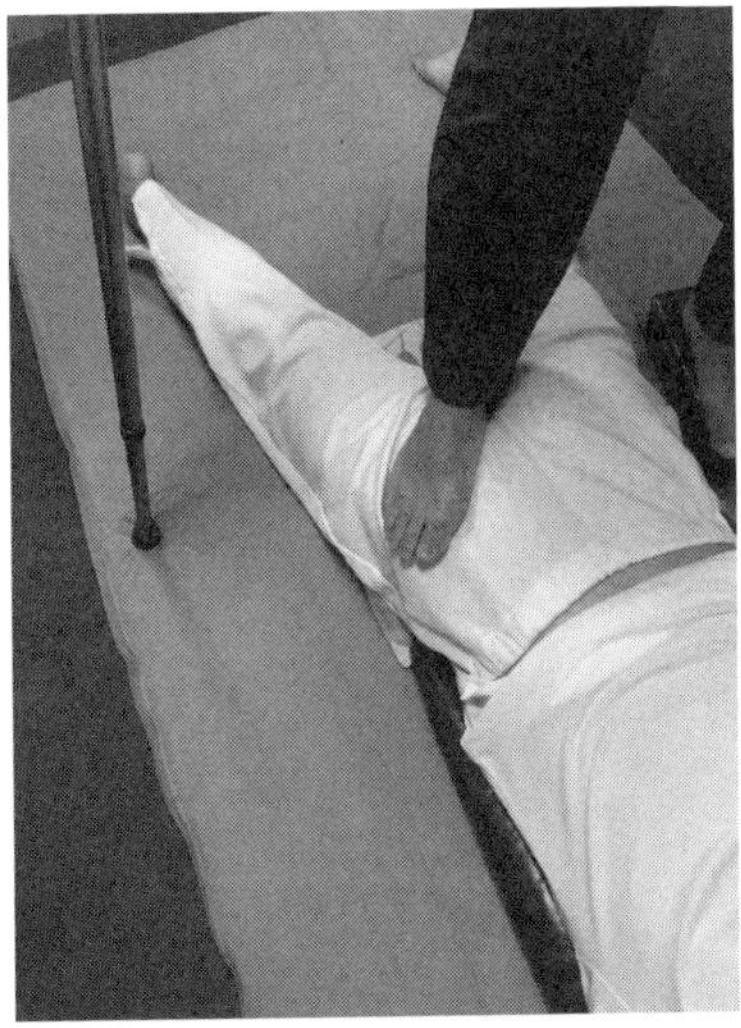

（4）①臀筋を緩める操作

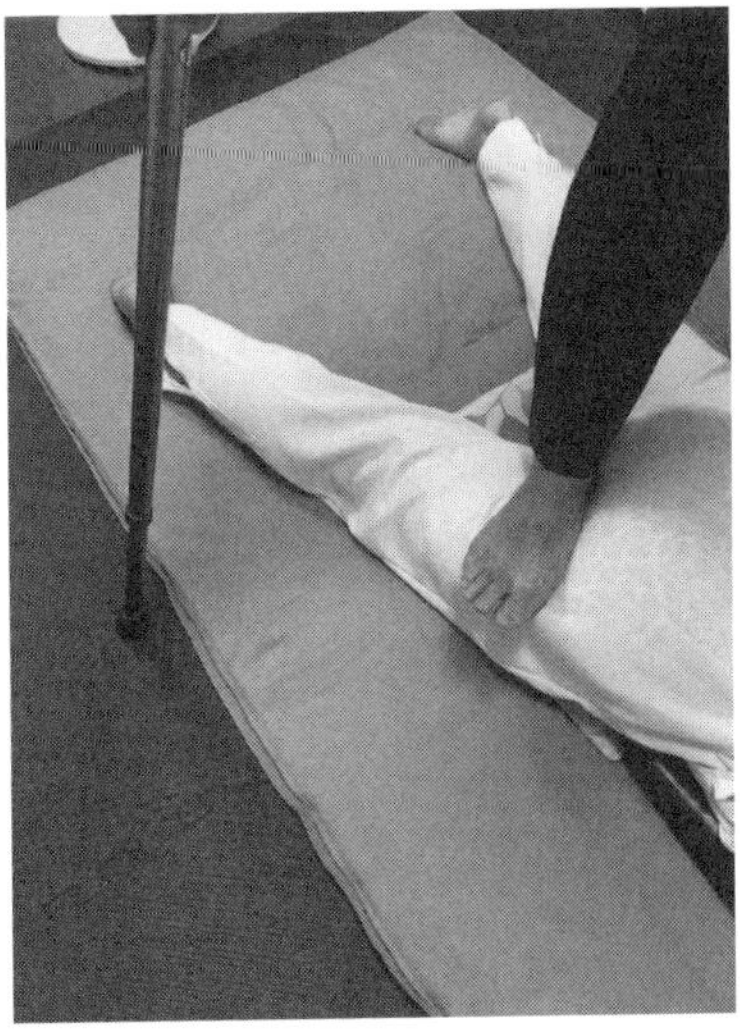

（4）②太ももの付け根から２点目を緩める操作

（５）右側の骨盤を緩める操法。

①術者は患者の右側に移動。患者の右側のお尻から三十センチくらい離れた真横に台を置き、台上に左軸足、右手に杖を突き、右足小指の外側ラインを、患者の骨盤の一番上に合わせ、土踏まずを骨盤の上に軽く乗せる。土踏まずの接点が骨盤から離れないように、土踏まずで骨盤を、バスケットのドリブルのように押して戻す。

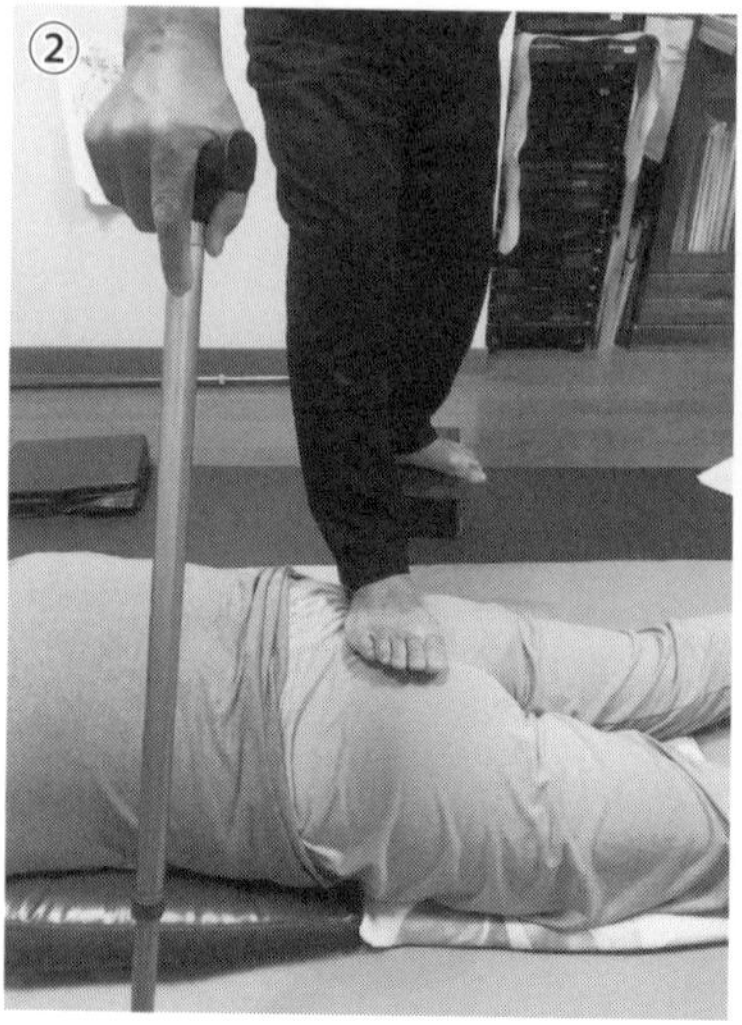

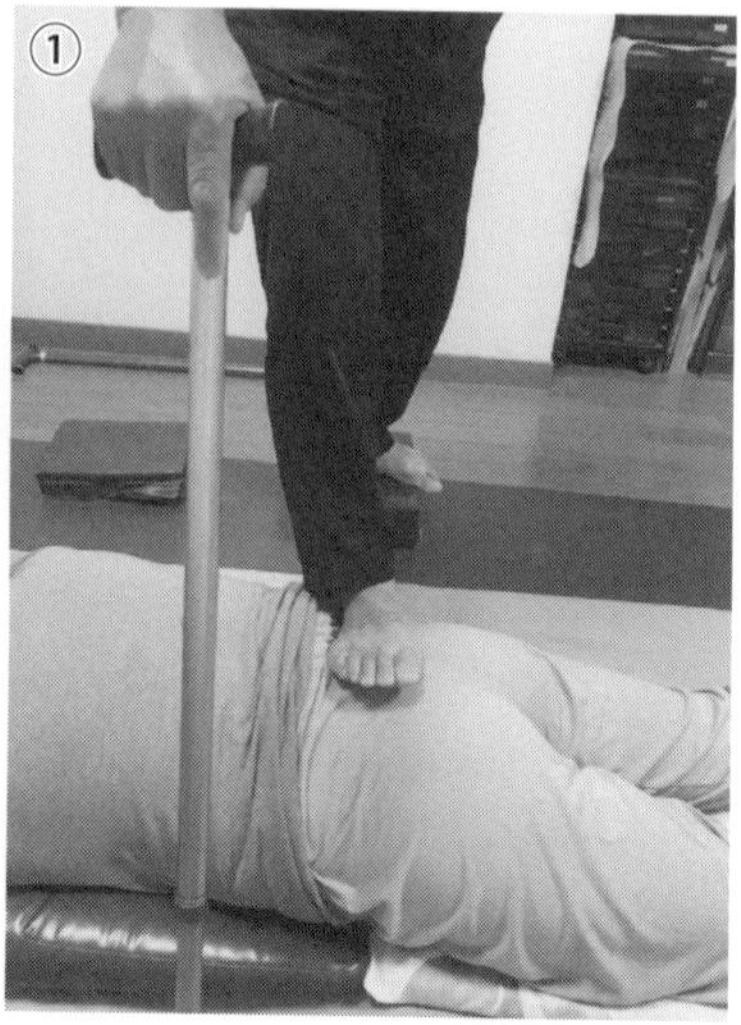

（5）①の術者の体勢
（5）②の術者の体勢
（5）③の術者の体勢

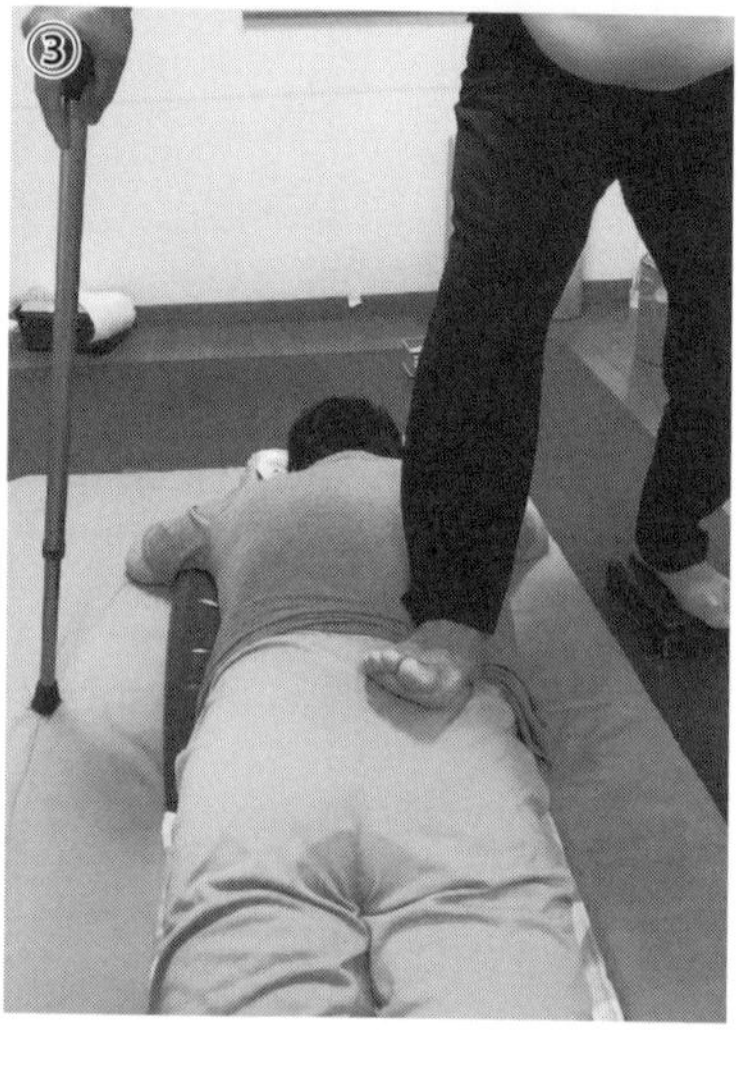

②術者の当てた右足を、足の甲の幅分左に移して①と同じに揺さぶる。
※どちらも数分行うと、右側の骨盤が少し低く下がった感じになってきます。
③台を患者の左側脇の下に移し、術者は患者の足先方向に構え、左軸足、右手に杖を突き、患者の骨盤の一番上の部分に右足土踏まずを、指先が患者の足方向に向けて置く。指先が上を向く状態になる。骨盤を下げるイメージで、小さくから徐々に大きくして三十回押圧します。
※更に骨盤が下がった状態になります。

（6）右側のお尻の筋肉を緩める操法。

①台を患者の右側のお尻から三十センチくらい離れた真横に戻し、左軸足、右手で杖を突き、踵の最も外側を患者のお尻の筋肉の一番上の部位に軽く当て、踵で右回りの円を描くように緩める。踵の接点がブレないように。
②五センチくらい踵を足先に下げて、①と同じ操作を行う。
③お尻のエクボの部位に踵を置いて、患者の呼気に合わせて踵が沈む感覚をつかむ。

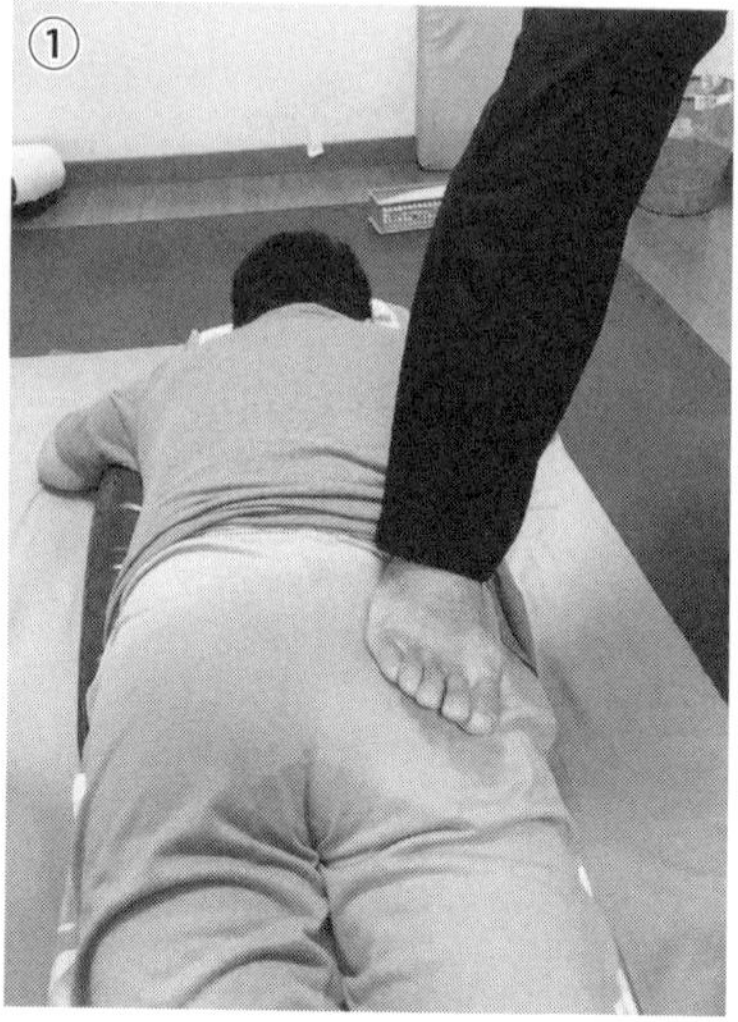

（6）①の術者の体勢

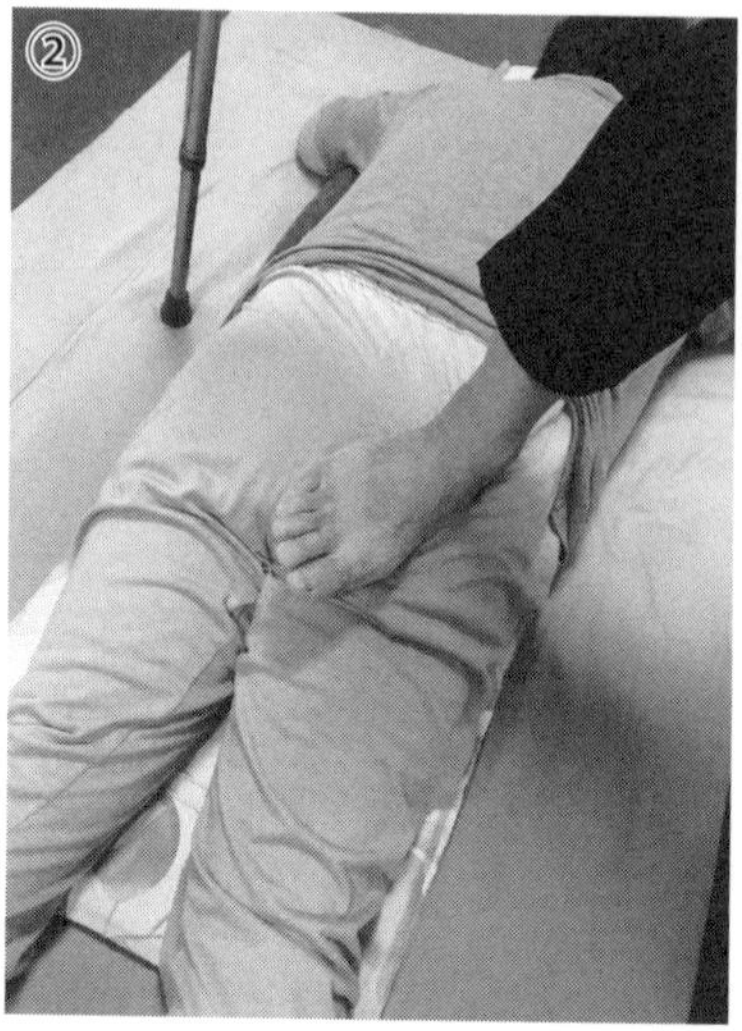

（6）②の術者の体勢

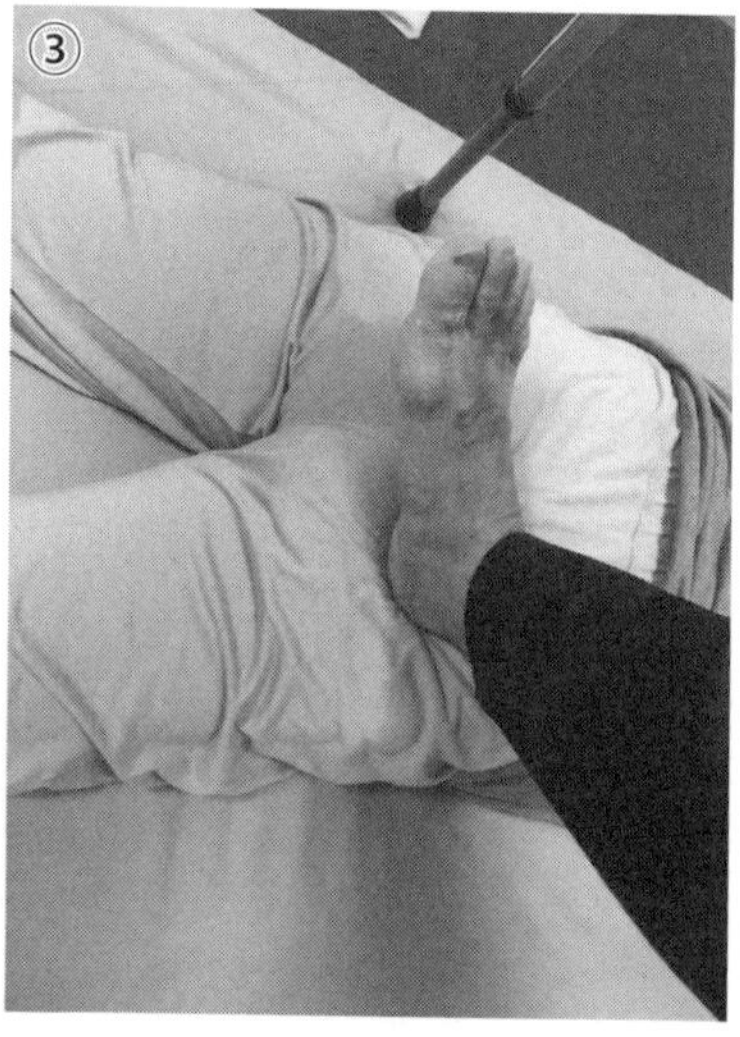

（6）③の術者の足の位置

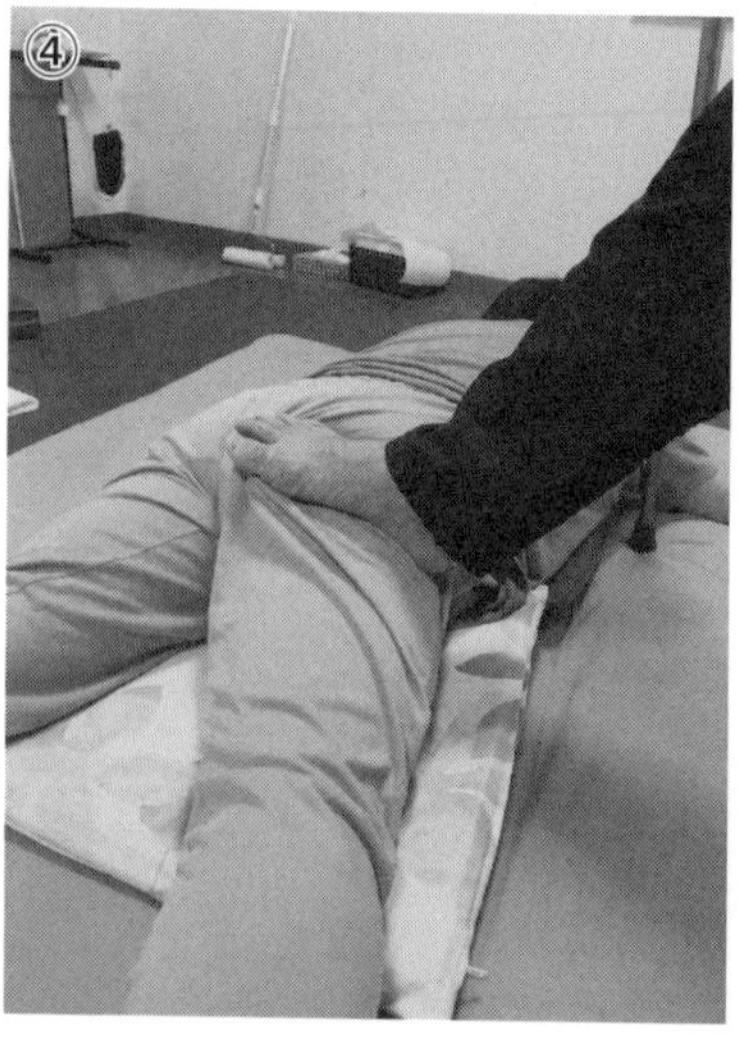

（6）④の術者の足の位置

一番下まで踵が下がったら、踵の中心がブレないように右回りの円を描く。
※①②より台は少し患者の指先方向に移す。術者が操作しやすい位置に置いて下さい。
④台を外し、患者の右側股関節に対し正面を向き、左軸足、右手で杖を突き、術者の右足土踏まずの踵寄りを、患者の股関節に当てる。股関節を下から持ち上げる感覚で、上げたら下ろすを繰り返す。
※力を入れず、土踏まずで包み込み、上手に出来ると土踏まずの中で股関節の骨頭がコロンコロンと動きます。
なんとも痛気持ち良い感じになります。

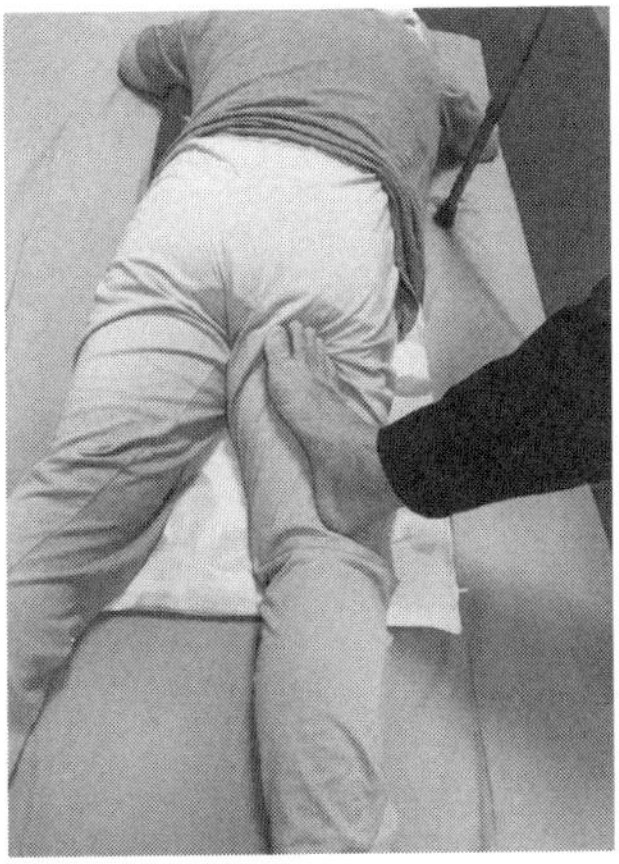
(7) の術者の足の位置

(7) 右側の太もも後ろ側の筋肉を緩める操法。

患者の右膝真横に左軸足、右手で杖を突き、術者の右足刀を、患者の大腿骨の内側に置く。術者の小指が患者のお尻の筋肉に触れるまでに。足刀全体を筋肉の弾力に逆らわぬように沈めて、足刀がブレないように、真横に押しては引きと、繰り返し揺さぶる。
※筋肉が緩んで、ムニュッとした感じになってきます。
(8)↓(4)の操作と同じ。
　左側のお尻と太ももの筋肉を緩める操法。
(9)↓(5)の操作と同じ。
　左側の骨盤を緩める操法。
(10)↓(6)の操作と同じ。
　左側のお尻の筋肉を緩める操法。
(11)↓(7)の操作と同じ。
　左側の太もも後ろ側の筋肉を緩める操法。

※（8）から（11）の操法は、手足の使い方が真逆です。

（12）左右の肩甲骨を緩める操法。

術者は患者の両脇の下に、左右の軸足で患者に触れないギリギリの位置に立つ。
患者の両腕を「くの字」に曲げ、その指先が患者の体幹に触れるようにセット。

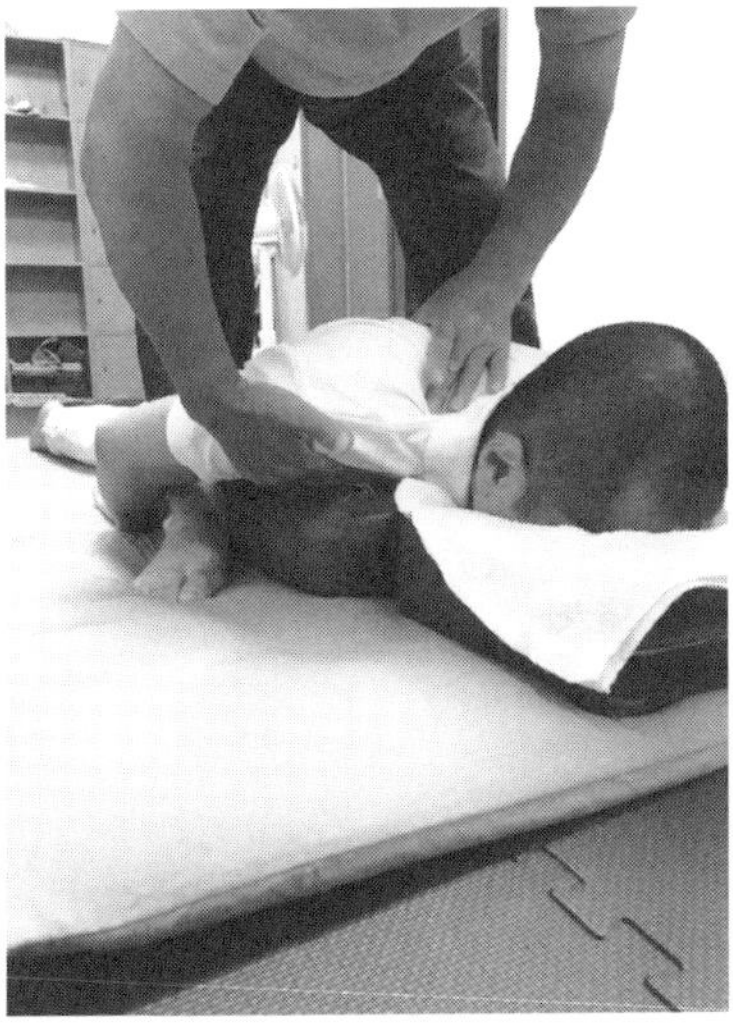

肩甲骨を引き上げる

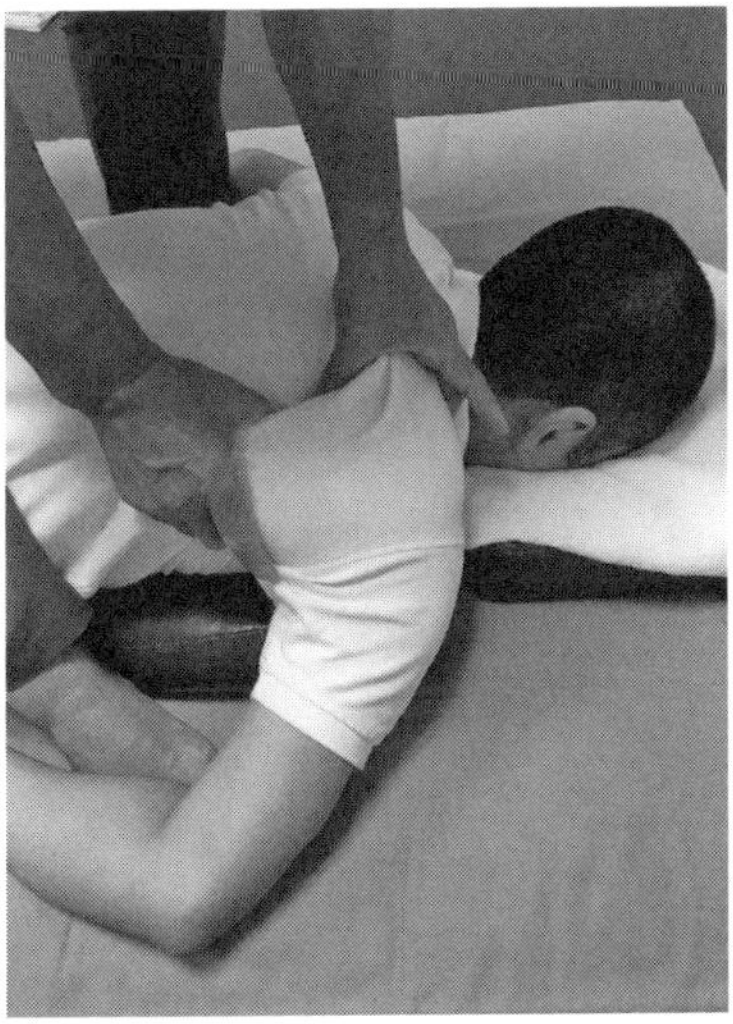

肩甲骨を引き上げ、緩める

術者は右手の指で、患者の烏口《うこう》突起を外側に引き出すようにすくい上げ、浮き上がった肩甲骨の上角を、左の親指と三本の指を、肩甲骨の下に滑り込ませ持ち上げる。同じように右の親指と三本の指で、肩甲骨の下角を持ち上げる。

両手で持ち上げた肩甲骨を、外に広げる感覚で、左右に十回ほどずつ大きく回す。

左側にも同じ操作を行う。

※術者は指先に力を入れ過ぎないこと。

患者は多少痛くても、肩に力を入れないこと。

(13) 肩甲骨上肢帯を緩める操法。

※この時点で患者は仰向けになります。

術者は患者の左脇腹辺に左膝を布団に付き、つま先立ち、右足は立てる。右手で患者の左手首をソフトに持ち、術者の右肘を右膝に乗せる。術者は左手の中指と薬指を患者の鎖骨中央に軽くひっかけ、軽く肩方向にひき、右手に握った患者の左腕を軽く外寄りに引きながら、ゆったり右回しする。反対側も同じに操作する。

※鎖骨と腕を外に開くイメージが立つ。

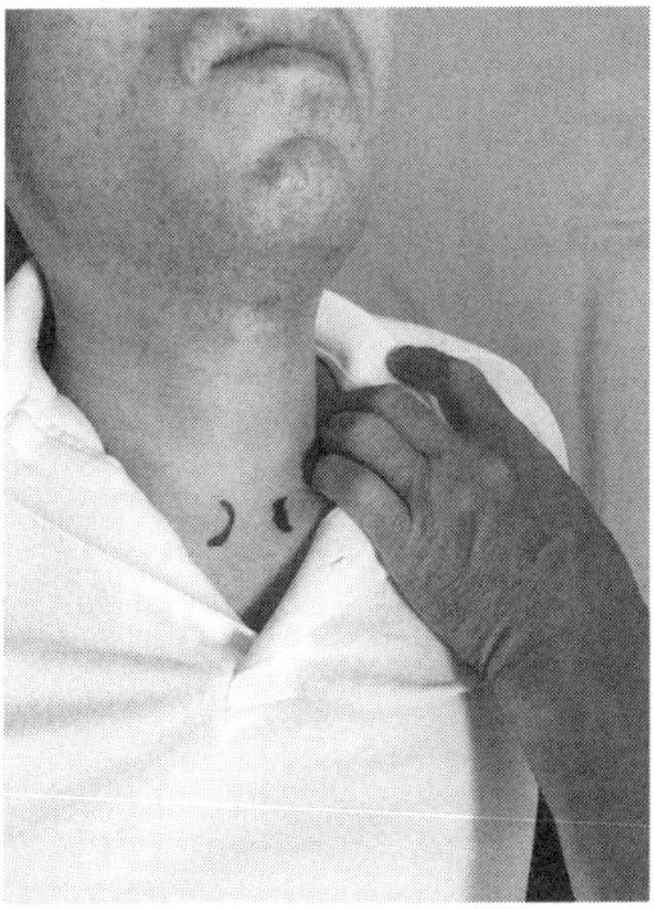

（13）術者の指の位置

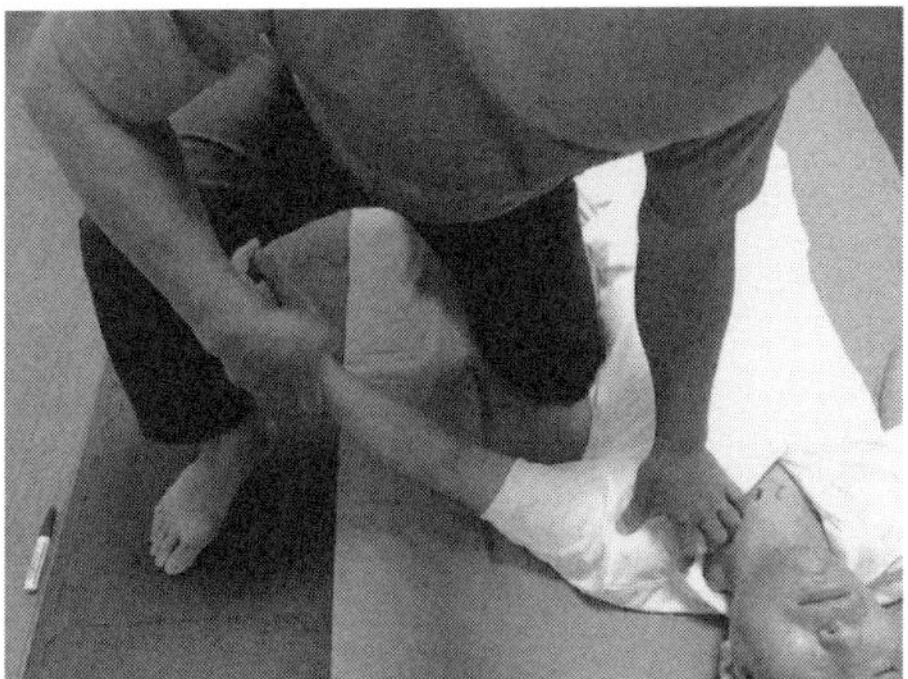

（13）術者の体勢位置

（14）肘の関節を緩める操法。

患者の左腕を、手の平を上に向け直角に上げる。術者は左軸足を、肘関節に極めて近い上腕寄りに立ち、右手に杖を突き、右足土踏まずの踵寄りを、患者の肘関節を包み込むように置く。肘関節を手首方向に広げるように、土踏まずの外側に支点を意識して接点がブレないように揺さぶる。

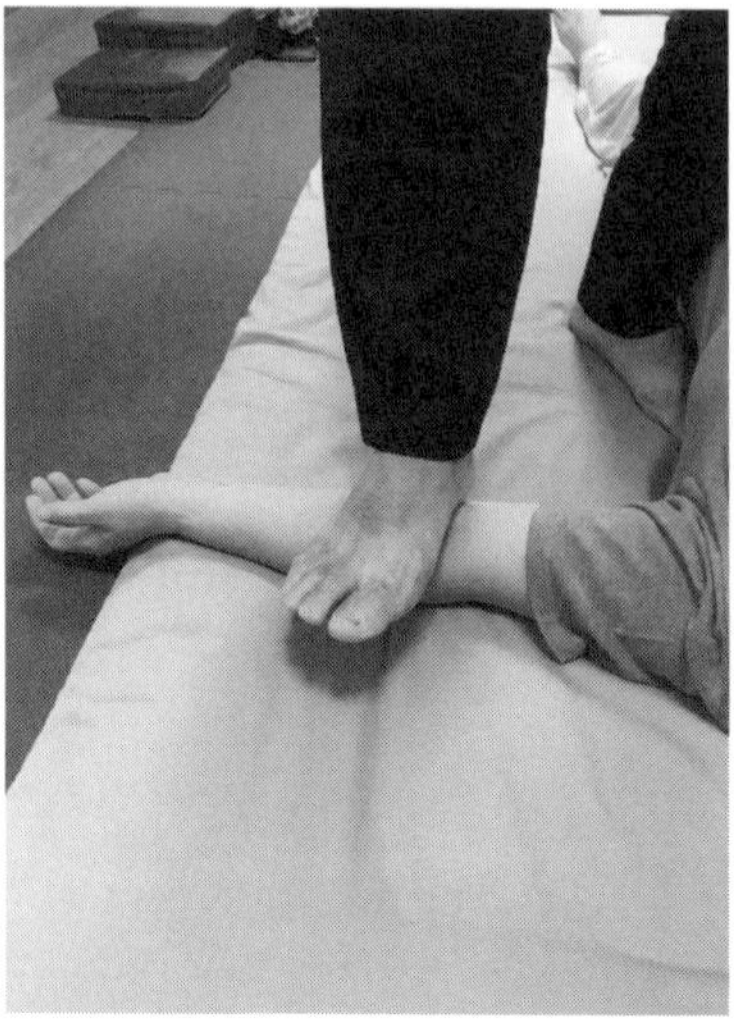

（14）術者の体勢

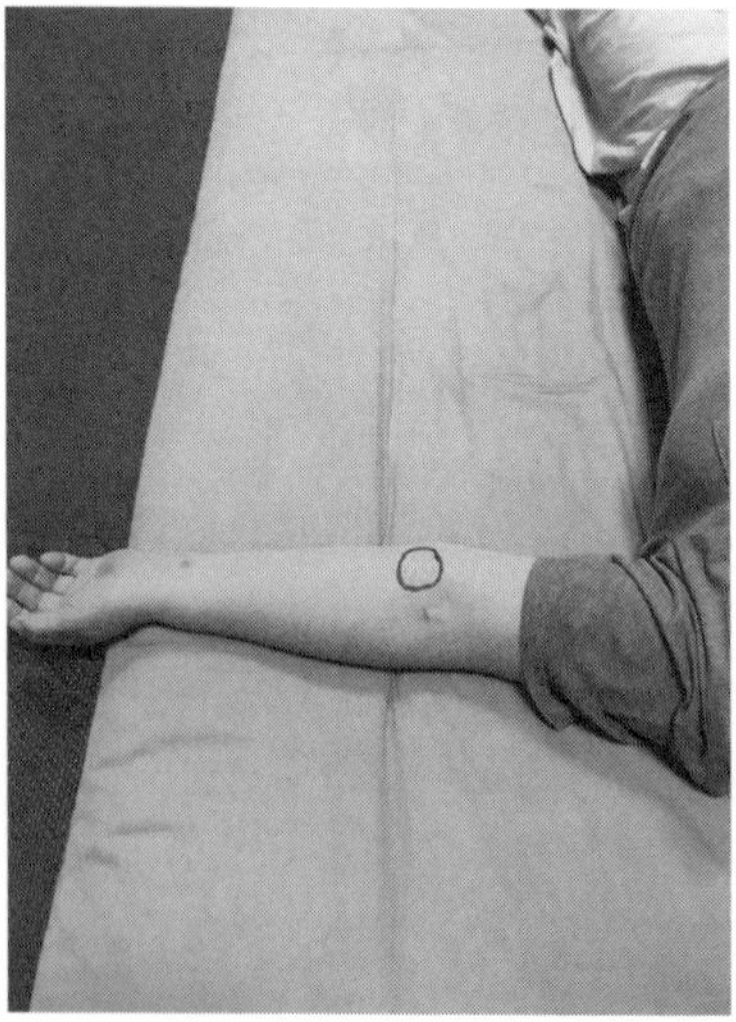

（14）術者の土踏まずを置く位置

（15）首の骨と筋肉を緩める操法。

仰向けの患者の首の下にタオルを通す。

術者は両小指が患者の首に軽く触れる位置で、タオルを握る。自分の方に引き込むように無理なくタオルを引く。

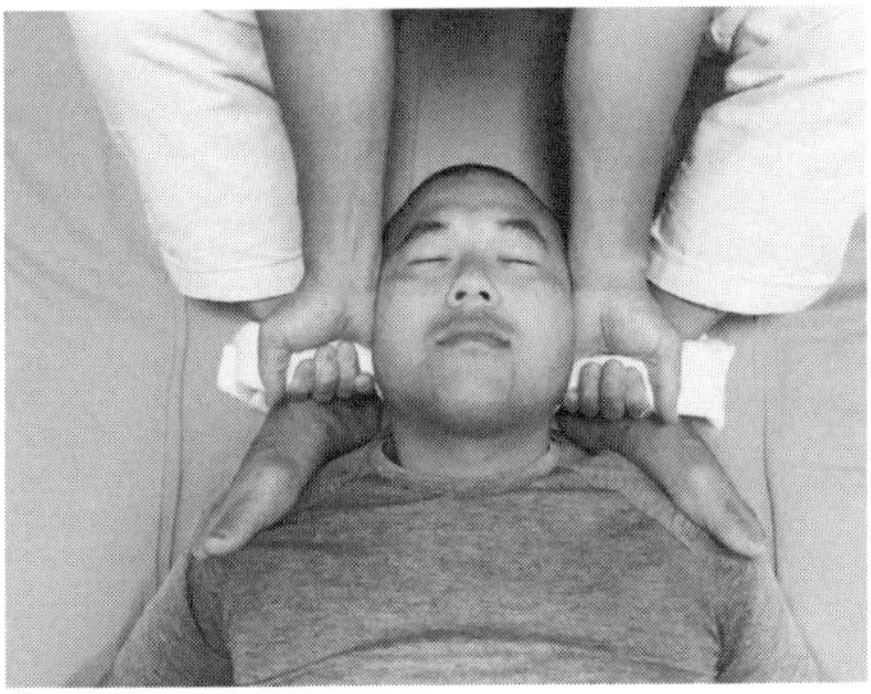

首にタオルをかけて伸展

術者の両足で患者の肩を押さえておくとタオルの引き込みが有効になるが、決して無理に力を入れないこと。

☆治療をする時の注意点と要領

・患者の身体に触る時は、手を持つも、足を乗せるも、これ以上ソフトには出来ないが基本です。

・土踏まずでの操作は、患者の身体に当てた土踏まずの接着面が、患者の身体から絶対に離れないことが基本です。その接着面の土踏まずで、優しく骨盤を押して、押した分を元の位置に戻し、患者の身体は、最初の中心位置からはズレないが基本です。

・術者は患者の身体に自身の体重を乗せないことと、決して力まないことが基本です。

・軸足と杖が両足であり、操作をする足は、ソフトに軽やかにが基本です。杖を突く位置は微妙な差がありますが、自分がしっくりする位置を探り、知ることが大切です。

五　先達の教え

病は気から

このお話の内容は、今から十年ほど前にお亡くなりになられた、『長尾弘《ながおひろむ》』先生の講演会にて聞いたお話です。

先生は生前、大阪の岸和田市に於いて、『浄心庵』の名称で治療院を開設され、日本全国から患者さん達が来られていました。

月曜日から金曜日までは通常に治療院の業務をこなし、土曜日と日曜日には、国内の各地へ出向いて、講演活動を行っていました。

各地へ向かう際にかかる諸経費は、全てが自己負担にて支出する。

講演料等の報酬は一切受け取らない。

一般常識では考えられないことですが、更に凄いことに、通常の治療の業務により得た利益の中から、恵まれない方々に寄付をした額が、先生個人で約『一億円』と云う、素晴らしい偉業を成し遂げられた先生なのです。

先生の治療室には、寄付をされた時に頂いた、総理大臣からの感謝状が何枚も飾ってあります。心眼を開いた人だからこその偉業だと思います。

長尾先生の講演の内容ですが、『釈迦・イエスの教えの原点に帰れ』と題して、お釈迦様とイエス様の悟りを分かり易く解説して、日々の私達の生活の中に生かして、魂の修行の糧にして下さいネ、とのお話をして下さいます。

ある講演会の時に、「自分の心の想いが、怒りに燃えていたり、陰にこもり暗くなっていたりすると、病気を発症させるのだ」と話されたお話を書きます。

①膠原病《こうげん》（免疫疾患）

代表的な病気が、慢性関節リウマチです。本来ならば自分の防衛軍である「免疫力」が自分の身体に牙を向けてきて、関節軟骨を壊していく、とても因果な病気です。

心の底で、「私はこの人を絶対に許せない。この人のせいで私の人生は駄目になった」と怨み辛みする想念が病気を発症させるそうです。

②がん

単純に、頑固な人ほどがん細胞を作り易いそうです。私が子供の時にがんの病名を知った頃には、病気を発症するのは五十人に一人くらいの割合だったかと思うのですが、現在は二人に一人の割合でがんを発症しているとのこと。

③認知症（ボケ関連）

自分だけ良ければいいんだよ的に、自分勝手な人が、ボケ系の症状を作るそうです。私が子供の頃には、ボケたお年寄りは滅多にいませんでした。時代背景も大きく関与していると思いますが、貧しい時代の中では、人の気持ちが豊かで人に優しく、きちんとした人が多かったと思います。

自分を良くするも悪くするも、自分次第だそうです。

お釈迦様は、「己を生かすが如く、他を生かせよ」と、教えてくれています。

人のためと思い、無償の気持ちで人と接していると、望まずとも自分の徳を積む結果となり、知らぬ間に、人に好かれ慕われてきます。

人生は一度きりではなく、何回でも生まれ変わりするそうです。地球上で自分が行った行動の良し悪しは、生まれ変わりの自分に全て返ってくるそうです。『因果応報』。

グーグルなどで、『長尾弘先生』と入力すれば、先生の講演会の動画を沢山見られます。是非ともご覧になることをお勧め致します。

●死後硬直

これも長尾先生の講演会で聞いたのですが、お亡くなりになった時に殆どの方が、地球に執着の想いが残り、魂を地球に残してしまうそうです。その結果が、死後硬直を起こしてしまうのです。

魂となって肉体がなくなっても、地球上にいると楽ではないそうです。天上界へ帰ってこそ、本当の成仏と云えるそうです。そこは光り輝く、安心に満ちた素晴らしい世界だそうです。

自分は死んだのだと思った時に、地球に対する一切の執着の想いを捨て、地球に背中を向けるようにして、見えてくる光の方向へ帰ることだそうです。誰でもいつか必ずその時が来ますが、天上界への帰り方を忘れずに覚えておいて下さい。

私の父が亡くなる二ケ月くらい前にその話をしておき、いざ亡くなった時に、内心はどうなるのか、正直なところ半信半疑でした。亡くなった日から四日後が告別式だったのですが、当日の朝、親戚縁者が大勢集まってきた頃に、皆さんに棺《ひつぎ》の周りを囲んでもらい、棺の蓋を開けまして、私が「どうぞ皆さん、うちの親父を触ってあげて下さい」と言いました。

父親を亡くしたことは悲しいことですが、死後硬直が全くなくて、大感激でした。組んでいる指が抜けちゃうわ、身体の筋肉はフニャフニャです。もう既に『天上界』へ帰って行ってくれたのです。皆さんもびっくりしていました。

私の患者さん達にも、このお話は殆どの方にさせて頂いています。

いつか必ず、この世の卒業の日がやってきますが、ビビることはありませんよ。

光り輝く天上の世界へ帰れるのですからネ!!

おわりに

私を治療の世界へと導いてくれたのは、妻が買ってきた一冊の治療に関する本でした。

治療の技術が六種類ほど書いてありますが、各種の技に一つのイラストと文字での治療の説明が書いてあるだけです。腰を悪くしていた妻は、その治療を私にして欲しいと頼むのです。全く素人の私は、何度も説明文を読みながらなんとか最後まで治療をしたのです。

治療が終わり、立ち上がった妻の第一声が、「何だか体が軽い感じがする」でした。その後も何回か治療をしますと、妻の腰の調子が良くなってくるのです。これはと思い、私の両親にも治療をしたところ、二人共に体が軽くなったと言います。元々治療に興味のあった私は、その本の先生の講習会に出て、正確な技術を学び、練習に励みました。

平成元年に整体院を開設する以前の二年間に、青果業の傍ら治療をさせていただいた方々が二五〇名ほどになりました。練習は実力をつけてくれます。治療が楽しくなってきました。

治療の技術は身につけたものの、医学の知識の無い私は、日本指圧専門学校の入学を志し、平成二年に入学して基礎医学を学びます。仕事をしながらの学校で大変な面もありましたが、楽しい三年間の学校生活でした。

平成五年に国家資格を取得して、念願であった「シオノ指圧治療院」を開業しました。知識の鎧で、患者さんへの説明にも自信がつき、信頼さえもされることになっていきます。

仕事も順調に運び、落ち着いてきた頃の平成六年二月、治療師同士の体のメンテナンスとして、相方の治療を受けていた時のこと。相方が踵でお尻の「えくぼ」に一点持続圧を入れてくれたのです。

「はっ、何だ!?　今の感覚は」

なんとも言えない超痛気持ちのいい刺激で、その瞬間に閃いたのが、「お尻をコネてあげると良いのか」でした。

思いついてしまった私は、翌日の月曜日から、何の練習をすることもないまま、朝一番から治療に見える患者さん達を練習台にして、思いつくままに骨盤をコネたところ、何もしていない上半身の筋肉の緩み方に驚愕するのです。同時に、筋肉は骨盤・骨格を緩めることにより緩むのだと深く理解することもできたのです。

今までの私の治療の技術より格段にレベルアップでき、患者さんの治癒力も相当にスピードアップして、この技術を自負するのです。

この頃から、是非とも多くの人々に私の治療の理論と技術を知って欲しいと思い、本が書けたらと思ったのですが、思いだけで無駄な時間ばかりが長く過ぎてしまいました。

しかし、令和二年の二月に文芸社の「お年玉キャンペーン」に思い切って原稿を応募したところ、幸運にも原稿に目をとめていただき、企画部・編集部の皆様方の後押しにも助けられ、長年の夢であった出版の運びとなった次第です。

文芸社の皆様には心より深謝致しております。

縁あって私の本を手にして下さった皆様には、快適な体を取り戻し、新しい自分に何度も出会って、「大胆素敵な人生」を生きて下さることをお祈りして、締めさせて頂きます。

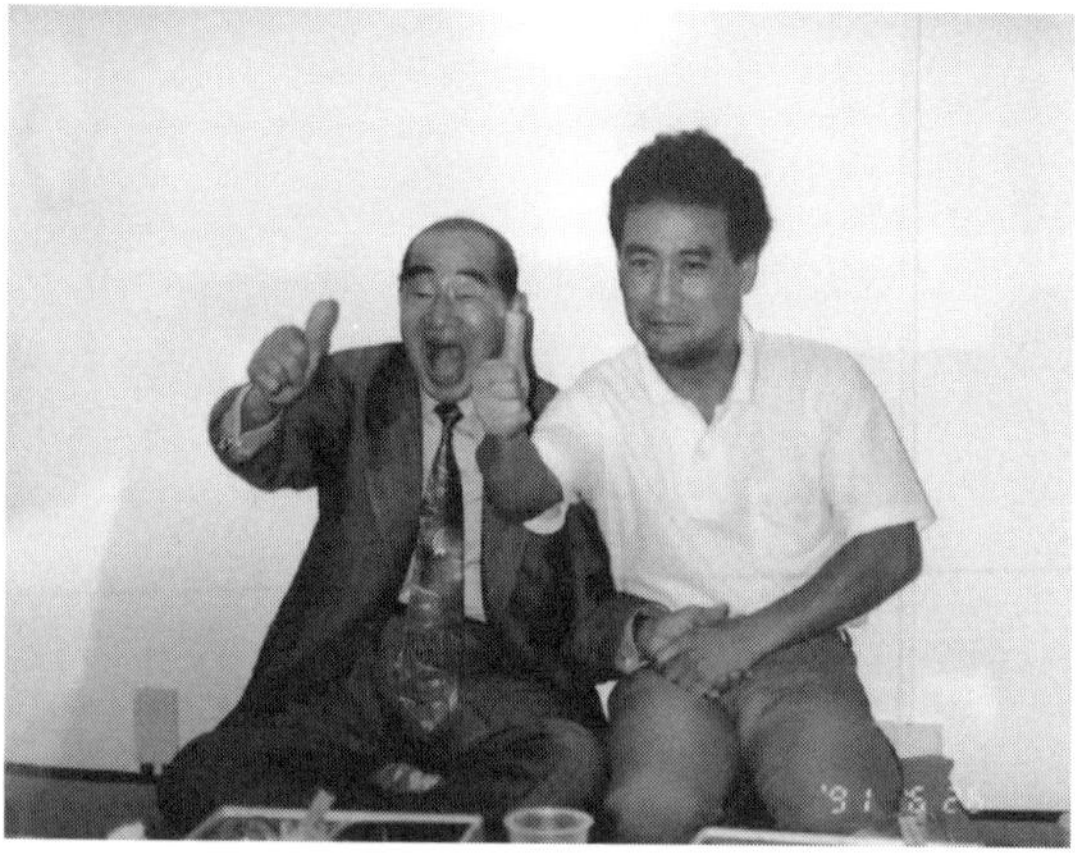

指圧学校在学時の筆者（右）。浪越徳治郎氏と

関連の治療院の紹介

●イドイ指圧治療院　院長　井土井 至
東京都中野区上鷺宮４-16-10
TEL：03（3970）5600

●こはら指圧治療院　院長　小原 裕和
東京都練馬区谷原６-５-18
TEL：03（3904）1061

●おおば指圧治療院　院長　大場 裕之
埼玉県川口市幸町１-１-28-101
TEL：048（259）6933

●田中指圧院こもれび（出張専門）　院長　田中 達也
東京都あきる野市野辺912-１
TEL：042（518）7136

●坂東指圧（出張専門）　院長　坂東 茂雄
埼玉県さいたま市桜区田島（在住）
TEL：080（5408）2584

●たかのす治療院　院長　岩丸 剛
福岡県北九州市八幡西区鷹の巣２-４-５
TEL：093（621）0760

著者プロフィール

塩野 泰利（しおの やすとし）

昭和30年	東京都に誕生
昭和49年３月	私立城北学園高等学校卒業
昭和49年４月	家業の「むさしや青果店」入社　15年勤務
平成元年４月	整体所「ナチュール」開業
平成２年４月	日本指圧専門学校入学
平成５年３月	日本指圧専門学校卒業 あん摩マッサージ指圧師の免許取得
平成５年４月	シオノ指圧治療院開業 免許登録番号第101198号

現在に至る

肩こり・頭痛・腰痛の真犯人

新しい自分に出会うプロセスBOOK

2020年11月15日　初版第１刷発行

著　者　塩野 泰利

発行者　瓜谷 綱延

発行所　株式会社文芸社

〒160-0022　東京都新宿区新宿１－10－１

電話　03-5369-3060（代表）

03-5369-2299（販売）

印刷所　株式会社フクイン

ISBN978-4-286-22080-2